DIE LEISENKUR

DIE LEISENKUR

Zur Therapie schlackenbedingter Krankheiten

Von Katharina Vanselow-Leisen und L. Feist

3. Auflage

TURM VERLAG 712 BIETIGHEIM/WÜRTT.

ISBN 3 7999 0010 1

Herstellung: Verlagsdruckerei O. Zluhan, Bietigheim.

In Dankbarkeit und zur Erinnerung an meinen
Vater Matthias Leisen, der Grundlegendes zu dieser
Schrift schuf.

Katharina Vanselow-Leisen

Inhaltsverzeichnis

Teil II

Teil III

Vorwort

Alles, was wir essen, enthält mineralische Stoffe. Solche Stoffe sind z. B. Kalk, Eisen, Lithium, Schwefel u. a. Sie scheiden normalerweise laufend in den gleichen Mengen aus, wie sie mit der Nahrung aufgenommen werden.

Wenn sie aus irgendwelchen Gründen nicht vollständig ausscheiden und sich im Körper stauen, können sie Krankheiten bewirken oder mitbewirken.

Wir haben ein Verfahren entwickelt zur Behandlung und Heilung von Krankheiten, die mit solchen mineralischen Rückständen zusammenhängen.

Das Verfahren umfaßt viel völlig Neues, und es ist von einer großen Tragweite. Wir hielten es deshalb für geboten, es einer dreifachen Prüfung zu unterwerfen und erst danach einer Leserschaft zu unterbreiten.

Im folgenden sei kurz auf die Prüfung eingegangen.

1. Unserer Praxis stand eine Testmethode, eine Methode chemischer Analysen, ganz eigener Art zur Verfügung. Nur mit ihrer Hilfe war es uns möglich, den Weg zu unserem Heilverfahren zu finden.

Die Testmethode konnte nur dann zu richtigen Ergebnissen führen, wenn ihre Aussagen zuverlässig waren. Wir haben deshalb die Testmethode selbst der Prüfung unterzogen, die in Teil III, Abschnitt 4 dieser Schrift dargestellt ist.

Die dort dargestellte Prüfung ergab, daß den Resultaten der Testmethode eine Zuverlässigkeit innewohnt, die gleich Sicherheit ist.

2. Mit unserer Testmethode fanden wir z. B., daß

a) Rückstände von Lithium im Körper Rheuma bewirken können,

b) daß man mit lithiumhaltigen Pflanzen die Rückstände unwirksam machen und damit das Rheuma beheben kann,

c) und daß z. B. Schafgarbe Lithium enthält, diese somit ein Heilmittel gegen Rheuma sein kann.

Eine Umschau in den führenden Schriften der Pflanzenheilkunde (z. B. Kroeber, Pflanzenheilkunde, Hippokrates-Verlag, Stuttgart) ergab, daß sie Schafgarbe als Mittel gegen Rheuma bezeichnen.

Damit bestätigt die Pflanzenheilkunde, die auf jahrhundertealten Erfahrungen beruht, daß wir im Falle von Rheuma und Schafgarbe das Richtige gefunden haben.

Diese Übereinstimmung fanden wir in der ganz überwiegenden Zahl aller Pflanzen, die in unseren Pflanzentabellen aufgeführt sind.

Damit findet der Teil unseres Heilverfahrens, der auf Verwendung von Pflanzen als Tee beruht, eine Bestätigung.

Damit wird aber auch die Testmethode selbst als richtig bestätigt, denn sie hat ja in einer Vielzahl von Fällen zu diesen Ergebnissen geführt. Somit können wir aber ihren Aussagen auch in anderen Fällen vertrauen.

3. Wir haben im Verlauf von rund 40 Jahren in unserer Praxis in einigen tausend Krankheitsfällen mit unserer Heilmethode Erfolge erzielt.

Erfolg in so vielen Fällen ist ein Beweis für die Zweckmäßigkeit und die Zuverlässigkeit eines Heilverfahrens, vor dem alles, was ihm entgegenstände, zurücktreten muß, seien es Spekulationen, Theorien oder Lehrmeinungen. Es sei denn, man halte es mit jenem Naturforscher, dem man sagte, seine Lehre stimme nicht mit der Natur überein, und der antwortete: „Schlimm genug für die Natur."

Für uns ist ein Erfolg in Tausenden von Krankheitsfällen Beweis.

Für Sie kann der Erfolg Beweis werden, wenn Sie im Bedarfsfall unsere Kur verwenden.

Der Beginn unserer Kur, zunächst nur mit Tee und Kost (später mit Bad), verlangt wenig an Zeit, Mühe und Kosten, und er birgt kein Risiko. Schon nach Tagen können Sie die ersten Einwirkungen auf Ihr Übel feststellen, und damit dürfte die Beweisführung auch für Sie beginnen.

Bevor Sie aber mit einer Kur anfangen, bitten wir Sie, den ganzen Teil I unserer Schrift aufmerksam zu lesen.

Er enthält die Grundgedanken unseres Verfahrens. Ohne ihre Kenntnis ist kein Erfolg gesichert. Er gibt auch Anleitungen für die praktische Durchführung der Kur und ihre Einführung in Ihren Alltag.

Teil I muß man lesen, wenn man unsere Kur anwenden will, Teil III kann man lesen, wenn man ein weitergehendes Interesse an unseren Untersuchungen hat.

Vorwort zur zweiten Auflage

Seit dem Erscheinen der Erstauflage unserer „Leisenkur“ sind fünf Jahre vergangen. In dieser Zeit wurde die Praxis weitergeführt. Sie erbrachte immer wieder Bestätigungen für das, was in der Erstauflage gesagt wurde. Sie gab aber auch Anlaß zu einigen Ergänzungen und einigen Verfeinerungen der Darstellung in der neuen Auflage.

Wir hoffen, damit dem ratsuchenden Leser noch besser zu dienen.

Feist Vanselow-Leisen

Mai 1976
Sinzig-Bodendorf

Einführung

Diese Schrift enthält die Darstellung einer Untersuchung über den Mineralstoffwechsel im menschlichen Körper und seine Zusammenhänge mit bestimmten Krankheiten.

Ragnar Berg, Bircher-Benner u. a. entdeckten und untersuchten die Zusammenhänge zwischen den Endprodukten des mineralischen Stoffwechsels — seinen Schlacken — im menschlichen Körper und einer Reihe nicht infektiöser Krankheiten.

Ungezählte Forscher nach Koch, Löffler, Yersin und den anderen erweiterten und vertieften das Wissen über die durch Bakterien und Viren bedingten Krankheiten. Im Vergleich dazu blieb die Weiterentwicklung der Erkenntnisse über die durch Schlacken bedingten Krankheiten bescheiden und lückenhaft.

Hier setzt unsre Untersuchung an. Ihr Ziel ist die Erweiterung und Vertiefung der Kenntnisse über diese Krankheiten und ihre Behandlung. Schlacken bedingen z. B. Rheuma, Arthritis, Leberleiden, Diabetes, Herzstörungen, Entzündungen, Lähmungen, Krämpfe, Katarrhe, funktionelle Störungen u. a.

Die Heilung von Krankheiten aus dieser Gruppe dürfte heute so wichtig sein wie seinerzeit die Heilung der infektiösen Krankheiten.

Es ist seit langem bekannt, daß eine Reihe von Krankheiten von Schlacken des Mineralstoffwechsels herrühren können.

Wir stellten fest, daß bestimmte Krankheiten

aus dieser Reihe nicht von irgendwelchen, sondern nur von bestimmten Schlacken herrühren.

Bei einer besonderen Art Rheuma finden wir z. B. regelmäßig Lithium (Li) in Verdichtung, in Schlacken.

Es ist längst bekannt, daß Krankheiten aus dieser Reihe verschwinden können, wenn Schlacken ausscheiden.

W i r s t e l l t e n f e s t, daß eine bestimmte unter diesen Krankheiten dann verschwindet, wenn die ihr zugehörigen Schlacken ausscheiden oder neutralisiert werden.

Das erwähnte Rheuma verschwindet in der Regel, wenn Lithiumschlacken ausscheiden.

Es ist längst bekannt, daß Pflanzen Heilwirkungen bei schlackenbedingten Krankheiten erzielen können.

W i r s t e l l t e n f e s t, daß diese Fähigkeit die Pflanzen besitzen, welche das Element in Verdünnung haben, das in den Schlacken enthalten ist.

Ein Beispiel: Schafgarbe enthält verdünntes Lithium. Sie kann als Badezusatz gebraucht werden, um lithiumhaltige Schlacken zum Ausscheiden zu bringen, und damit zur Heilung des erwähnten Rheumas beitragen.

Man hat etwa 20 schlackenbedingte Krankheiten gezählt. Wir stellten fest, daß es etwa 60 gibt. Wahrscheinlich sind es noch mehr.

Fassen wir die ersten drei wesentlichen Ergebnisse unserer Untersuchung in knapper, grob vereinfachender Form in einem Beispiel zusammen.

Wo das besondere Rheuma ist, da findet sich in der Regel Lithium. Wenn Lithium verschwindet, dann verschwindet in der Regel auch dieses Rheuma. Lithium kann zum Verschwinden gebracht werden durch Verwendung lithiumhaltiger Pflanzen.

Was hier von Rheuma und Lithium gesagt wird, gilt

analog für alle Krankheiten und deren Schlacken, die in unserem Register aufgeführt sind.

Unsere drei Feststellungen konnten wir nur treffen dank unserer besonderen Testmethode.

Diese Feststellungen sind neu und entscheidend wichtig. Sie geben die Möglichkeit, die schlackenbedingten Krankheiten mit zielsicheren Mitteln nicht am Symptom zu behandeln, sondern von der unmittelbaren Ursache her zu heilen.

Damit ist eine Grenze unseres Heilverfahrens aufgezeigt. Es betrifft nur Krankheiten, die durch ein Überwiegen von verdichteten chemischen Elementen, von Schlacken des Mineralstoffwechsels, verursacht sind.

Über den Kreis der Krankheiten, die Gegenstand unserer Untersuchung sind, gibt ein Blick in das Register zu dieser Schrift eine erste Vorstellung. Es führt rund sechzig Krankheiten auf.

Das Register zeigt, daß es sich bei diesen Krankheiten nicht um ausgefallene, seltene handelt, sondern gerade um die hier und heute verbreitetsten.

Unter diesen Krankheiten befinden sich nicht nur leichte, sondern eine Reihe der für den Arzt und die Medizin schwierigsten.

Hierfür seien einige Beispiele angeführt:

Diabetes, von der man bisher kaum vermutete, daß sie schlackenbedingt sei.

Folgen von psychischen Störungen. Auch ihre Schlakkenverbundenheit wurde höchstens vermutet.

Krebs. An seinem Entstehen sind Schlacken beteiligt.

Herzstörungen. Bisher war nur ein Teil der sie bedingenden Schlacken bekannt.

Tuberkulose. Schlacken machen für sie, wie für einige andere Infektionskrankheiten, erst anfällig.

Unser Register erhebt bei weitem keinen Anspruch

auf Vollständigkeit. Es umfaßt nur Fälle, die in einer einzigen Praxis, wenn auch während vier Jahrzehnten, mit Gründlichkeit beobachtet werden konnten. Es liegt deshalb die Vermutung nahe, daß der Kreis schlackenbedingter Krankheiten weit über den Rahmen unseres Registers hinausragt. Auch sie könnten mindestens nach den allgemeinen Regeln unserer Therapie mit neuen Aussichten auf Erfolg behandelt werden.

Der Erfolg unserer Therapie hängt von Umständen des Einzelfalles ab. Wenn ein Organ des Körpers durch die Verschlackung zwar in seiner Funktion gehemmt, aber nicht beschädigt wurde, dann wird es nach der Befreiung von den Schlacken wieder voll funktionsfähig, d. h. der Patient wird von seiner Krankheit geheilt. Wenn der verschlackte Teil des Körpers durch die Verschlackung beschädigt wurde, dann wird er nach der Entschlackung zwar nicht mehr voll, aber doch wieder besser funktionieren als vor der Behandlung. Beide Fälle haben wir z. B. bei der Behandlung von Diabetes mit unserer Therapie beobachtet. Wir haben auch Fälle beobachtet, wo Teile nach der Entschlackung regenerierten, z. B. bei Arthritis. Man kann sagen, in jedem der von uns beobachteten Fälle brachte unsere Entschlackungsmethode zugleich eine Besserung des Allgemeinbefindens, auch dort, wo ein Organ irreparabel war, und beendete weitere Zerstörungen durch Schlacken.

Unsere Therapie bekommt erst ihren Wert, wenn sie jeder praktische Arzt anwenden kann, ohne daß ihm unsere Testmethode zur Verfügung steht. Diese Schrift gibt ihm die Möglichkeit dazu. Voraussetzung ist, daß er die Diagnose stellt.

Der Arzt kann unser Heilverfahren allein oder mit anderen kombiniert anwenden.

Teil I

1.

Die Grundzüge unseres Heilverfahrens

Über Mineralstoffe in Menschen und Pflanzen

Wenn man einen Apfel in einer Flamme verbrennt, dann bleibt Asche zurück. Bei einem Frischgewicht des Apfels von 100 g wiegt die Asche rund 3 g.

Beim Verbrennen verflüchtigt sich der Kohlenstoff, und was übrig bleibt, sind Mineralien, verschiedene chemische Elemente durchweg in Verbindung. Nur von ihnen ist im folgenden die Rede.

In der Asche des Apfels finden sich u. a. die Metalle Eisen, Kali, Zinn, Lithium und die Nichtmetalle Chlor, Jod, Kieselerde. Ähnliches gilt für alle Früchte, Pflanzen und Pflanzenteile.

Die Mineralstoffe haben verschiedene Aufgaben in unserem Körper. Hier seien nur zwei erwähnt.

Aus den Metallen können sich im Blut Laugen (Basen) und aus den Nichtmetallen Säuren bilden, und beide können Verbindungen eingehen. Diese Vorgänge spielen sich nach den grundlegenden Regeln der Chemie überall da ab, wo Laugen und Säuren zusammentreffen, also auch in unserem Blut, wenn wir Metalle und Nichtmetalle mit dem Apfel essen.

Dabei ergeben sich auch Wirkungen ähnlich denen in einer galvanischen Batterie; sie sind lebensnotwendig.

Körperzellen bauen sich auf und zerfallen wieder. Dabei nehmen sie chemische Elemente auf, z. B. Kalk und Phosphor für die Knochen, Kieselerde für die

Hautbildung. Beim Abbau geben sie die gleiche Menge chemischer Elemente wieder ab.

Nehmen wir an, wir würden täglich nur 5 g Kochsalz aufnehmen und nicht ausscheiden, das ergäbe in 5 Jahren einen Stau in unserem Körper von rd. 9 kg.

Danach dürfte die Regel verständlich sein, daß die Menge an Mineralien, die täglich aufgenommen wird, nach Erfüllung ihrer Aufgaben im Körper im Normfall auch täglich ausgeschieden werden muß.

Beim Ausscheiden müssen die Mineralien nach den einfachen Gesetzen der Chemie in anderen Verbindungen enthalten sein als bei der Aufnahme.

Die Endprodukte der chemischen Umsätze in unserem Körper können wir als deren Schlacken betrachten.

Über unsere besondere Testmethode

Ein Apfelbaum löst mit seinen Wurzeln Mineralien aus der Erde und dem Gestein, in der Verfeinerung und in Lösung, wie es für ihn und den Aufbau des Apfels nötig ist, wie er sie assimilieren kann.

In derselben Verdünnung nehmen wir sie mit dem Apfel in uns auf. Eisen z. B., das für den Baum assimilierbar, verwendbar ist, ist es auch für uns.

Unsere Testmethode zeigt uns an, daß Eisen im Apfel ist, und zugleich, daß es sich in der assimilierbaren Verdünnung darin befindet.

Wir können Eisen in einer gröberen Form belassen, in der es nicht mehr assimilierbar ist, und einer Lösung beifügen. Unsere Methode würde auch darin das Eisen anzeigen und zugleich, daß es verdichtet, nicht assimilierbar ist.

Wir können einer Lösung von verdünntem Eisen eine Lösung mit verdichtetem Eisen so lange zufügen, bis verdünnt und verdichtet sich vor unserem Test die Waage halten, neutral sind. In der Mischung können wir dann überhaupt kein Eisen feststellen.

Mit unserer Methode können wir unter gegebenen Voraussetzungen 48 verschiedene chemische Elemente feststellen und von jedem, ob es verdünnt oder verdichtet ist. Wir können sie feststellen in Wässern (Mineralwässern), in Pflanzen und im menschlichen Körper. Wir können sie finden in Minuten und ohne auch nur die Oberfläche der Haut zu berühren.

Das alles ist entscheidend, wenn man nach Mineralien — chemischen Elementen — im menschlichen Körper oder in Pflanzen sucht.

Ihre Verdichtung im Körper zu erkennen ist Voraussetzung für die Therapie, ihre Verdünnung in Pflanzen zu erkennen ist Voraussetzung für die Auswahl zweckmäßiger Heilmittel.

Ausführliches über die Testmethode enthält Teil III, Abschnitt 4; zur praktischen Durchführung der Kur ist sein Studium jedoch nicht nötig.

Die Grundzüge unseres Heilverfahrens

Sie beruhen auf zwei Beobachtungen.

Erste Beobachtung

Wir geben einer gesunden Person z. B. Äpfel zu essen, in welchen wir zuvor verdünntes Eisen festgestellt haben.

Wenn wir danach ihr Blut mit unserer Methode untersuchen, finden wir weder verdünntes noch verdichtetes Eisen darin.

Untersuchen wir später die Darmausscheidungen, so finden wir darin entweder kein Eisen oder nur verdichtetes.

Daraus ergeben sich Folgerungen.

1. Verdünntes Eisen verdichtet sich beim Durchgang durch den Körper, beim Eingehen in die chemischen Prozesse, die sich darin abspielen.

2. Verdünnungen und Verdichtungen, z. B. von Eisen, und ihre Zwischenstadien halten sich in den Säften beim gesunden Menschen in einem gewissen Gleichgewicht. Sie neutralisieren sich gegenseitig, so daß wir weder das eine noch das andere feststellen können.

Zweite Beobachtung

Wenn dieses Gleichgewicht zwischen Verdichtung und Verdünnung des chemischen Elementes, z. B. des Eisens, im Blut gestört ist (indem die Verdichtung überwiegt), tritt bei längerem Anhalten dieses Zustandes in der Regel zuerst eine Störung im Befinden und später eine Krankheit auf. Sie verschwindet in der Regel wieder, wenn das Gleichgewicht wiederhergestellt ist und erhalten bleibt.

Das Überwiegen z. B. von verdichtetem Eisen kann Ursache oder eine Voraussetzung von Krankheiten sein.

Was hier von Eisen gesagt wurde, gilt von allen 48 Elementen, die wir feststellen können.

Aus diesen Beobachtungen ergibt sich der Grundgedanke unseres Heilverfahrens.

1. Während des Verfahrens muß die gleiche Menge an Mineralstoffen, die mit der Nahrung zugeführt wird,

auch ausscheiden, um einen Zuwachs an verdichteten Elementen zu verhindern.

2. Wenn ein Element in Verdichtung überwiegt, muß das Gleichgewicht wiederhergestellt werden.

Dazu gibt es wiederum zwei Wege:

a) Man führt eine gewisse Menge des gleichen Elementes, aber in Verdünnung, zu.

b) Man bringt das Zuviel an dem verdichteten Element zum Ausscheiden aus dem Körper.

Man kann die Schlacken neutralisieren und man kann sie ausscheiden. Man kann den einen oder den anderen oder beide Wege zugleich gehen.

In den Exkrementen findet der Chemiker Schlacken des Mineralstoffwechsels, wir finden da verdichtete chemische Elemente. Wir dürfen annehmen, daß diese Bestandteile von jenen sind, und so bezeichnen wir im folgenden Verdichtungen auch als Schlacken oder Teile davon.

In allen Fällen, wo wir Rheuma fanden, fanden wir ausnahmslos einen Stau von Schlacken mit einem Gehalt an den chemischen Elementen Li, Cs oder Mg oder Cr oder Sn oder Hg oder Ce oder Cu.

In jedem dieser Fälle, wo die Schlacken ausschieden, verschwand auch das Rheuma.

Daraus folgt erstens, daß Rheuma mit diesen Schlacken verbunden ist, und zweitens, daß die Schlakken eine unerläßliche Voraussetzung für Rheuma sind.

Wenn Rußbildung in einem Ofen nur dann vor sich geht, wenn ein Feuer brennt, und aufhört, wenn das Feuer erlischt, dann ist das Feuer die Voraussetzung für sie.

Diese Regel im Fall Rheuma haben wir Hunderte Male und ohne jede Ausnahme beobachtet. Damit liegt eine statistische Wahrscheinlichkeit für ihre allgemeine

Gültigkeit vor. Sie ist so hoch, daß wir sie als Beweis betrachten dürfen. Eine solche Beweisführung ist in der Medizin allgemein üblich.

Wir fanden die genannten Schlacken häufig ohne Rheuma. Das legt den Gedanken nahe, daß sie die Vorstufe für Rheuma sein könnten und dieses erst auslösen, wenn der Stau ein gewisses Maß erreicht hat. Das legt auch den Gedanken nahe, daß zu den Schlakken vielleicht noch ein Weiteres hinzukommen muß, um Rheuma zu erzeugen. Sagen wir deshalb vorsichtshalber nicht, die Schlacken seien die Ursache, sondern eine (allerdings unabdingbare) Voraussetzung für das Rheuma.

Ein Stau der genannten Schlacken ist nur als unmittelbar wirksame Voraussetzung zu betrachten; ihm selbst liegen wiederum Ursachen zugrunde.

Im Beispiel von Rheuma und Lithium konnten wir den Zusammenhang nachweisen durch die Häufigkeit ihres paarweisen Vorkommens. Der Nachweis, daß in diesem Paar die Schlacken Voraussetzung und das Rheuma Folge war, und nicht umgekehrt, konnte durch eine Art Gegenprobe erbracht werden. Wenn wir die Schlacken zum Verschwinden bringen, dann verschwindet auch das Rheuma.

Ausnahmslos bei allen Krankheiten, die wir in unserem Register aufgenommen haben, konnten wir den Zusammenhang nachweisen; nur bei zwei oder drei war die Gegenprobe nicht möglich, weil die Schlacken irreparable Schäden verursacht hatten. Trotzdem dürfen wir auch bei diesen die Schlacke als Voraussetzung (und nicht als Folge) betrachten, denn da konnten wir die Gegenprobe durch Indizien ersetzen.

Wir haben hier von „neutralisieren" gesprochen. Das Wort hat einen doppelten Sinn.

Wenn wir z. B. Lithium in Verdichtung in einem Körper finden und Lithium in Verdünnung in genügender Menge zuführen, dann hebt das eine die Wirkung des anderen auf, so daß wir mit unserem Test kein Lithium mehr feststellen können. Vor unserem Test ist es neutral.

Wir können dabei beobachten, daß die Wirkung der Verdichtung auf das Krankheitsbild nachläßt, daß die Wirkung neutralisiert wird.

2.

Grundsätzliches zu den Heilmitteln unseres Verfahrens

Die Mittel, die in unserem Heilverfahren angewandt werden

Eine Übersicht über die Tabellen in Teil II zeigt die in unserem Verfahren benutzten Heilmittel.

Die Tabelle für „Tee und Bäder" enthält Pflanzen, z. B. Johanniskraut, denen durch einen Aufguß verdünnte chemische Elemente entzogen werden können. Die Aufgüsse können als Getränk und als Badezusatz verwendet werden.

Die Aufgüsse der Pflanzen der Tabelle für „Bäder" sind nur als Zusatz zum Bad verwendbar, z. B. Fichtennadel und Eichenrinde. Mit ihnen reichert man das Bad mit Mineralstoffen an. Man kann so ein Mineralbad herstellen, dessen Mineralien genau auf bestimmte Schlacken im Körper abgestimmt sind.

Die Pflanzen aus den Tabellen „Gemüse" und „Obst" werden selbstverständlich gegessen. Sie können so ausgewählt und der sonstigen Nahrung beigefügt werden, daß diese zum spezifischen Heilmittel einer bestimmten Krankheit gemacht wird.

Die Tabellen „Gemüse" und „Obst" zeigen, daß alle Gemüse- und Obstsorten nur einen Teil von unseren 48 Elementen enthalten und daß es somit ratsam ist, stets vielerlei Gemüse zu unserer Nahrung zu geben.

Die Tabelle „Gewürzkräuter" überrascht durch ihre Vielfalt an verdünnten chemischen Elementen. Auch durch sie kann die Nahrung zum gezielten Heilmittel gemacht werden.

Gewürzkräuter sind nicht nur Gaumenfreuden, sondern Nahrungsmittel. Sie führen dem Körper Mineralnahrung zu, und im Krankheitsfall können sie zugleich Heilmittel sein.

Die von uns angewandten Heilmittel sind somit der Pflanzen-, Nahrungs- und Bäderheilkunde entnommen, und dazu verwenden wir Homöopathie, die in ihrer Wirkungsweise etwa einem Tee aus Heilpflanzen entspricht.

Die folgenden Abschnitte geben eine ausführliche Darstellung der einzelnen Mittel.

Das Ermitteln der verdichteten chemischen Elemente einer Krankheit mit dem Register und das Finden der verdünnten chemischen Elemente in Pflanzen mit den Tabellen

In den Beispielen der vorhergehenden Abschnitte wurde vorausgesetzt, daß das mehrfach erwähnte besondere Rheuma vorliege und daß ein chemisches Element, Lithium, in Verdichtung seine Ursache sei. Innerhalb des rheumatischen Formenkreises gibt es für uns mindestens drei deutlich unterscheidbare Rheumaformen, von denen jede wieder andere Schlacken als Ursache hat. Wenn wir alle drei ausgleichen wollen, kommen mindestens 8 verschiedene Elemente in Betracht.

Endlich gibt es außer Rheuma rd. 60 verschiedene Krankheiten, von denen jede eine Mehrzahl von verdichteten chemischen Elementen zur Voraussetzung hat.

Von jeder dieser Krankheiten müssen wir die verdichteten chemischen Elemente oder Gruppen von Elementen kennen, die ihr zugrunde liegen, wenn wir sie neutralisieren wollen.

Wenn wir in Hunderten von Fällen festgestellt haben, daß mit einer Krankheit eine bestimmte Gruppe von verdichteten Elementen gleichzeitig einherging und auch gleichzeitig mit ihr wieder verschwand, dann dürfen wir annehmen, daß diese Gruppe oder einige chemische Elemente daraus eine Voraussetzung der Krankheit waren.

Solche Paare von Krankheiten und den sie begleitenden Gruppen verdichteter Elemente haben wir in ein Register gesetzt. Es ist dem Teil II dieser Schrift beigegeben.

Wer seine Krankheit kennt und sie im Register findet, kennt damit die verdichteten chemischen Elemente, die sie verursachen oder mit verursachen. Damit kennt er aber auch die chemischen Elemente, die in Verdünnung das gestörte Gleichgewicht im Körper wiederherstellen können.

Damit entsteht die nächste Frage: Wo finden wir die gleichen chemischen Elemente in Verdünnung, die das Register in Verdichtung angibt?

Wir haben mit unserer Testmethode rd. 150 Pflanzen auf ihren Gehalt an 48 Elementen (die wir feststellen können) in Verdünnung untersucht. Die Ergebnisse haben wir in die Pflanzentabelle eingetragen und im Teil II dieser Schrift beigefügt.

Das Register zeigt, welche Elemente beim Vorliegen einer Krankheit zu suchen sind, und die Tabellen zeigen, wo, in welchen Pflanzen man die verdünnten Elemente findet.

Die praktische Handhabung von Register und Tabellen

Im Fall einer Erkrankung ist zunächst ein Arzt aufzusuchen.

Nehmen wir an, um bei unserem Beispiel zu bleiben, er habe Rheuma festgestellt.

Wir prüfen, ob es in unserem Register vorkommt. Wir finden es, und damit wissen wir, daß unser Verfahren zur Behandlung des Übels geeignet ist. Im Register sind 8 chemische Elemente neben dem Stichwort Rheuma verzeichnet. Alle oder einige davon sind in Verdichtung im Blut im Übergewicht und damit Voraussetzung des Rheumas.

Um das Gleichgewicht herzustellen, benötigen wir die gleichen chemischen Elemente jedoch in Verdünnung. Wir suchen sie in den Tabellen.

Unter den 8 Elementen neben Rheuma im Register sei als Beispiel Lithium vermerkt.

Das gleiche Lithium (Li) steht auch im Kopf der Pflanzentabelle. In der Spalte unter Li findet man eine Marke. Auf der gleichen Zeile links am Rand findet man den Pflanzennamen, z. B. „Schafgarbe".

Das heißt, die Pflanze „Schafgarbe" enthält Lithium (Li) und zwar in Verdünnung, und das heißt weiter, sie kommt in Betracht als Mittel für unser Heilverfahren gegen Rheuma. Sie kommt in Betracht zunächst als Tee zum Neutralisieren des verdichteten Lithium (Li) im Körper des Rheumakranken.

Auf die gleiche Weise finden wir Pflanzen für die anderen 7 verdichteten Elemente bei Rheuma.

Riegel

In den ersten 9 Zeilen der Tabelle „Tee und Bäder“ sind Pflanzen eingetragen, beginnend mit Johanniskraut. Diese 9 Pflanzen enthalten in ihrer Gesamtheit sämtliche 48 chemischen Elemente, die unsere Methode umfaßt, und zwar in Verdünnung.

Da eine Mischung dieser 9 Pflanzen alle von uns feststellbaren Schlacken neutralisiert, abriegelt, nennen wir sie „Riegel“.

Es sei an einem Beispiel gezeigt, wie wir mit seiner Hilfe die Mischung finden, die wir z. B. bei Rheuma brauchen.

Das Register gibt als chemische Elemente in Verdichtung, als Schlacken, bei Rheuma die folgenden chemischen Elemente an: (Li) Lithium, (Cs) Caesium, (Mg) Magnesium, (Sn) Zinn, (Hg) Quecksilber, (Ce) Cerium, (Cu) Kupfer, (Cr) Chrom.

Da der Riegel alle von uns feststellbaren chemischen Elemente enthält, so sind auch diese 8 in ihm enthalten.

Im Riegel sind zunächst alle seine 9 Pflanzen zu gleichen Teilen gemischt. Wir können den Riegel aber wirksamer machen, indem wir die Pflanzen, welche gerade die gesuchten 8 chemischen Elemente enthalten, in doppelter oder mehrfacher Menge den übrigen beimischen.

Um sie zu finden, schreiben wir die 8 Elemente auf ein Blatt, wie das folgende Beispiel zeigt.

Dann schreiben wir die erste Pflanze des Riegels, das ist Johanniskraut, links an den Rand. In der Tabelle „Riegel“ finden wir, daß Johanniskraut auch einige andere der gesuchten 8 Elemente enthält, und zwar Cr, Sn, Hg.

Wir tragen sie auf unser Blatt ein (siehe Beispiel).

Dasselbe machen wir mit Schafgarbe. Danach fehlt nur noch das Element Ce. Wir finden es in der Tabelle „Riegel“ bei Lindenblüte.

Die gesamte Eintragung ergibt folgendes:

	Li	**Cs**	Mg	**Cr**	**Sn**	**Hg**	Ce	Cu
a) Johanniskraut				I	I	I		
b) Schafgarbe	I	I	I		I	I		I
c) Lindenblüten							I	
d) gesamt	1	1	1	1	2	2	1	1

Die Mischung aus den drei benannten Pflanzen enthält somit alle bei Rheuma benötigten chemischen Elemente in Verdünnung, wie die Zeile d) zeigt. Wir fügen diese 3 Pflanzen in größerer Menge dem Riegel bei.

Wir können unsere Mischung aber noch weiter verstärken.

Im Register sind unter den 8 für Rheuma angegebenen chemischen Elementen Li, Cs, Cr, Sn, Hg durch den Druck hervorgehoben. Das bedeutet, daß sie als Einzelelement oder führend innerhalb einer Gruppe verdichtet auftreten. Sie müssen in erster Linie ins Gleichgewicht gebracht werden.

Wir suchen deshalb in der Tabelle nach einigen weiteren Pflanzen, die einige dieser führenden Elemente enthalten, und wir finden u. a. Birkenblätter, Bohnenhülsen, Haferstroh, Eichenrinde. Wir sollten sie unserer Mischung beifügen.

Bis dahin prüften wir nur mit Hilfe der Tabelle „Tee und Bäder“, welche Pflanzenmischung unseren 8 gesuchten chemischen Elementen entspräche.

In Ergänzung dazu können wir den anderen Tabellen ebenfalls geeignete Pflanzen entnehmen. Hierfür einige Beispiele:

In der Tabelle „Gewürze“ finden wir Borretsch und Fenchel. Eine Mischung beider allein enthält die 5 führenden Elemente gegen Rheuma. Es empfiehlt sich, die Speisen damit zu würzen und auch einen Aufguß davon zu machen.

Aus der Tabelle „Obst“ ist der Apfel bereits erwähnt worden. Sie zeigt weiter z. B., daß die schwarze Johannisbeere allein 4 der 5 führenden Elemente gegen Rheuma enthält. Also als Frucht und Saft zu empfehlen.

Aus der Tabelle „Gemüse“ entnehmen wir grüne Bohnen, rote Beete, Endivien, Feldsalat und Sojabohnen als Träger der chemischen Elemente gegen Rheuma.

Es empfiehlt sich, diese Obst- und Gemüsesorten vermehrt in den Speisezettel aufzunehmen.

Ist die Diagnose einer Krankheit zweifelhaft, dann kann man in jedem Fall einfach den „Riegel“ geben. Der Riegel hat in diesem Fall aber nicht die gleiche starke und schnelle Wirkung, wie eine spezifische Auswahl von Pflanzen sie hat.

Um mit Sicherheit Pflanzen finden zu können, die im einzelnen Krankheitsfall benötigt werden, haben wir mit unserem Verfahren zunächst rd. 150 Pflanzen daraufhin untersucht, welche von den 48 genannten chemischen Elementen in jeder einzelnen enthalten sind. Die Tabellen zeigen sie alle.

Nach diesem Schema, das wir hier am Beispiel von Rheuma gezeigt haben, ist vorzugehen, wenn irgendeine andere Krankheit unseres Registers vorliegt.

In unserem Register sind als Voraussetzung für Rheuma die chemischen Elemente Li, Cs, Mg, Cr, Sn, Hg, Ce, Cu angegeben. Nun finden wir im einzelnen Krankheitsfall so gut wie nie alle 8 Elemente gleichzeitig. Meistens ist entweder Li und Cs dominierend oder Sn oder Cr oder Hg mit einigen der anderen Elemente der Gruppe.

Schafgarbe enthält kein Cr. Wer sie verwendet, entsprechend der Kräuterheilkunde, hat Erfolg, wenn gerade ein Rheuma ohne Chromschlacken vorliegt; er hat keinen Erfolg, wenn Chrom dominiert.

Johanniskraut enthält Cr, Hg, Sn, aber kein Li. Wer, der Kräuterheilkunde folgend, dieses verwendet, hat Erfolg, wenn Cr oder Hg oder Sn, jedoch keinen, wenn Li dominiert.

Wir geben im Register alle chemischen Elemente, die wir z. B. bei Rheuma gefunden haben, an, und wir empfehlen, für alle diese Elemente entsprechende Pflanzen zu Tee und Bad zu verwenden, sei es gemischt, sei es im Wechsel. Damit treffen wir dann jede Art Rheuma, die in unserer Praxis je vorkam.

Das Element Ce ist ein Sonderfall. Es findet sich bei Knochenhautreizungen und Knochenhautentzündungen. Sie werden gelegentlich als Rheuma verkannt. Um auch sie trotz eventueller Fehldiagnose zu treffen, haben wir Ce auch unter Rheuma mit aufgeführt.

Unsere Tabellen „Für Tee und Bad“ und „Nur für Bäder“ enthalten mehr als 25 Pflanzen, darunter Eichenrinde, mit den beiden Elementen Li und Cs in Verdünnung. Sie neutralisieren alle die Schlacken von Ischias, und doch besteht ein Unterschied. Eichenrinde wirkt im Bad kräftiger als die anderen. Es ist ein spezifisches Mittel gegen Ischias.

Auch wegen dieser unterschiedlichen Intensität der Wirkung der einzelnen Pflanzen ist eine Mischung zu empfehlen. Sie erhöht die Zuverlässigkeit von Tee und Bad, indem sie schwächere Wirkungen einzelner Pflanzen anhebt.

3.
Unsere Heilmittel

Die Nahrung als Heilmittel

Ragnar Berg, Dr. rer. nat. h. c. des Columbian Medical College, New York, und Prof. Dr. med. Vogel, Wissenschaftlicher Direktor des Hygiene-Museums, Dresden, befaßten sich jahrzehntelang mit der Frage, wie eine Nahrung beschaffen sein sollte, damit sie Gesundheit erhält und gegebenenfalls wiederherstellt.

Zu diesem Zweck untersuchten sie u. a. Art und Menge des Eiweißes, der Kohlehydrate, der Fette, der Vitamine, der Mineralstoffe, ihr Verhältnis untereinander, die notwendigen Kalorienzahlen u. a.

Sie faßten die Ergebnisse in einer Art Faustregel für den täglichen Gebrauch zusammen. Wir entnehmen sie ihrer Veröffentlichung „Grundlagen einer richtigen Ernährung", Dresden 1930. Sie lautet:

Iß dem Gewicht nach 5—7mal soviel Kartoffeln, Wurzelgemüse, Gemüse und Früchte als von allen anderen Nahrungsmitteln zusammen, dazu Milch bis zu einem halben Liter täglich. Iß jeden Tag etwas rohe Kost, seien es Gemüse, Wurzelfrüchte oder Obst.

Diese Regel verlangt keine Abstinenz von irgendwelchen Dingen, etwa von Fleisch. Sie sagt nur: Iß von dem, was bisher vielleicht deine Hauptnahrung war, von Brot, Fleisch, Fisch, Käse, Eiern weniger und dafür mehr vom übrigen. Sie sagt nur: Verschiebe die Gewichte innerhalb deiner Nahrung etwas zum „Übrigen" hin.

Wer sich nach dieser Regel richtet, ist voll ernährt, und, worauf es hier ankommt:

1. Er scheidet die mit der Nahrung aufgenommenen Mineralien und die daraus entstandenen Schlacken laufend aus.

2. Es scheiden sogar in einem gewissen Umfang Schlacken aus, die sich zuvor angehäuft haben. Das beweisen Heilerfolge mit dieser Kost, die z. B. auch Berg-Vogel und Bircher-Benner in ihren Schriften aufführen.

Beides sind entscheidende Voraussetzungen für die Durchführung unseres Heilverfahrens.

Der Grund der vorteilhaften Eigenschaften dieser Nahrung ist der, daß sie einen genügenden Überschuß der Basen über die Säuren enthält. Er soll mindestens 25 Tausendstel chemische Verbindungsgewichte täglich betragen.

Eine Zitrone schmeckt sauer. Das bewirkt ihre Fruchtsäure. Das ist eine organische, an Kohlenstoff gebundene Säure. Wenn man die Zitrone in einer Flamme verbrennt, verflüchtigt sich der Kohlenstoff. In der Asche, den verbleibenden mineralischen Rückständen, ist die Zahl der chemischen Verbindungsgewichte der Metalle, der Basenbildner, höher als die der Nichtmetalle, der Säurebildner. Nur auf diese nicht-organischen Stoffe kommt es an, nur sie sind gemeint, wenn wir sagen, die Zitrone sei basisch und nicht sauer.

Nur bei einem Überschuß der Basen im Blut erhält es die Fähigkeit, alle Säuren, die mit der Nahrung in unseren Körper gelangen oder sich darin bilden, zu Lunge, Nieren, Darm und Schweißdrüsen zu transportieren.

Man kann die Wirkung der Kost für den Abtransport von Schlacken noch in mehrfacher Hinsicht steigern.

1. Man kann den Überschuß der Basen in ihr er-

höhen, indem man Eiweiß, Fette und Kohlehydrate, z. B. Brot, noch mehr einschränkt.

2. Man kann Gemüsearten, die säureüberschüssig sind, weglassen. Das sind z. B. Blumenkohl, Rosenkohl, Krauskohl.

Man kann der Nahrung Pflanzen beigeben, die durch ihren Gehalt an verdünnten Mineralien bestimmte Schlacken ausgleichen, neutralisieren.

Hierzu diene wieder als Beispiel das Rheuma, das auf lithiumhaltigen Schlacken beruht.

Verdünntes Lithium enthalten unter den Gemüsen: grüne Bohnen, Salate, rote Beete, unter den Gewürzkräutern: Thymian, Rosmarin u. a., unter den Früchten: Äpfel. Sie sind alle aus unseren Tabellen zu ersehen.

Auf jeden Fall muß das Wasser, in dem die Gemüse gekocht werden, mit verspeist werden, denn gerade das Kochwasser enthält die Basen (siehe Abschnitt: „Gemüsebrühe").

Eine solche Nahrung ist Voraussetzung für die volle Wirkung von Bädern mit Mineralgehalt (siehe Abschnitt „Das Bad") und für eine Dauerwirkung von homöopathischen Mitteln und Tees (siehe Abschnitt „Auszug aus Heilpflanzen — der Kräutertee").

Durch gewisse Einschränkungen kann die Nahrung auch zu dem werden, was man gemeinhin Diät nennt (siehe Abschnitt 5: „Einige praktische Beispiele").

Es sei noch erwähnt, daß hier von der täglichen Kost gesprochen wird; sie ist entscheidend für die Gesundheit. Wer gesund ist, mag an Feiertagen davon abweichen, für ihn zählt das wenig.

Die Faustregel ist immer die Grundlage unseres Verfahrens, aber sie ist variabel. Im Abschnitt 5 sind Hinweise enthalten, wie sie z. B. Rheuma oder Leber- und Gallenleiden besonders angepaßt werden kann.

Im folgenden Kapitel — „Einige Winke zur Nahrung" — sind Hinweise enthalten, wie man den Küchenzettel nach der Faustregel auf praktische Weise sicher und einfach zusammenstellen kann.

Bircher-Benner erwähnt in seinen Schriften den Ausspruch eines Arztes: „Unsere tägliche Nahrung ist das am weitesten verbreitete und mit Sicherheit wirkende tödliche Gift." Wir möchten dem entgegenstellen: Die tägliche Nahrung kann die erste aller Medizinen sein. Sie kann einer Verschlackung vorbeugen, sie kann jede Verschlackung neutralisieren, sie kann Verschlackungen zum Ausscheiden bringen. Sie ist Voraussetzung, daß Mineralbäder überhaupt und daß Heilpflanzen und Homöopathie auf Dauer wirken können, sie schützt vor neuerlicher Verschlackung und Rückfällen.

Eine naturgemäße Nahrung ist nicht alles, aber ohne sie werden alle anderen Heilmittel fraglich.

Die folgenden Abschnitte sagen noch einiges dazu.

Einige Winke zur Nahrung

Wer sich ungefähr an die Nahrung hält, die wir im Abschnitt „Die Nahrung als Heilmittel" als Faustregel bezeichnet haben, kommt auch mit einem Minimum an Gesamtnahrung aus. Wer in seiner Nahrung im Verhältnis weniger Obst und Gemüse als nach dieser Regel aufnimmt, muß mehr essen, damit auch sein Bedarf an Mineralien und Vitaminen gedeckt wird. Damit ist aber der Grundstein für ein Übergewicht mit all seinen Übeln gelegt.

Auch für den Menschen gilt das Minimumgesetz von Justus Liebig; es gilt nicht nur für die Pflanzen.

Um stets rasch die Nahrung mit dem nötigen Basenüberschuß zusammenstellen zu können, soll hier in wenigen und leicht einprägsamen Sätzen gesagt werden, was basen- und was säureüberschüssig ist — eine Faustregel zur Faustregel.

Säureüberschüssig ist,

a) was vom Tier kommt: Fleisch, Fisch, Käse, Eier u. a., jedoch nicht Blut und Milch.

b) Samen und Knospen und was davon stammt, z. B. Weizen, Roggen, Gerste, Hafer, Reis, und damit Brot, Kuchen, Teigwaren. Außerdem Rosenkohl, Blumenkohl, Nüsse u. a.

Basenüberschüssig ist alles übrige, das sind: Kartoffeln, Topinambur, Wurzel-, Blatt- und Stengelgemüse, Obst, Gemüsefrüchte u. a.

Unsere Faustregel sagt nicht, daß man das Säureüberschüssige meiden solle, sondern nur, daß das „Übrige" in der Nahrung überwiegen soll.

Eiweiße sind Baustoffe; Stärke und Zucker sind Betriebsstoffe. Der Bedarf an Baustoffen ist bei Leicht- und Schwerarbeitern ungefähr gleich, der an Betriebsstoffen ist beim Leichtarbeiter — z. B. Büroarbeiter — kleiner. Ein Holzarbeiter im Winter braucht bis zu 4500 Kalorien täglich, ein Büroarbeiter noch keine 3000 Kalorien.

Das muß jedermann bedenken, damit er nicht ein Übergewicht herbeiführt, d. h. Fettpolster mit Einlagerungen von Schlacken.

Die Kost muß auch wertschonend behandelt und richtig eingenommen werden.

Man beachte die folgenden Grundsätze:

„Laß das Natürliche so natürlich wie möglich" (Prof. Kollath).

1. Alles, was du ißt, kaue ausgiebig! Nichts hastig herunterschlingen!

2. Iß alles, was roh zu essen möglich ist, auch roh! (Obst, Salate usw.).

3. Kurz und höher erhitzen ist weniger schädlich als lang und niedrig.

4. Warmhalten ist schädlicher als aufwärmen.

5. Spare mit Feuer, Wasser und Salz!

Wenn wir diese Voraussetzungen erfüllen, können unsere Nahrungsmittel Heilmittel sein.

Der Auszug aus Gemüsen — die Gemüsebrühe

Berg-Vogel beschrieben einen Versuch mit einem Weißkohl, den sie in Wasser garkochten und dessen Brühe sie im Zeitpunkt der Gare in einen anderen Topf umgossen. Der rohe Weißkohl hatte einen Basenüberschuß von 8,21 Tausendstel chemischen Verbindungsgewichten in 100 g Frischgewicht. Nach dem Umgießen der Brühe aber hatte der Weißkohl einen Säureüberschuß von 2,68 Tausendstel.

Wir kochten ebenfalls einen Weißkohl. Er wies die 8 verdünnten Elemente auf, die in unserer Gemüsetabelle für den Weißkohl angegeben werden. Nach dem Kochen und Umgießen zeigte die Brühe sämtliche Elemente des rohen Kohls, alle ebenfalls verdünnt.

Aus den beiden Versuchen ist zu folgern, daß durch das Kochen des Kohls die verschiedenen verdünnten Elemente aus dem Kohl herausgesiebt werden. Dabei geht von den Metallen, den Basenbildnern, ein größerer Teil in das Kochwasser über als von den Nichtmetallen, den Säurebildnern. Die Brühe hat dieselben chemischen Elemente in Verdünnung wie der Kohl, aber beide in einem anderen Verhältnis, einem höheren Basenüberschuß.

Selbstverständlich steht hier der Kohl stellvertretend auch für die anderen Pflanzen unserer Tabellen.

Kochen wir eine Mehrzahl von Pflanzen, Gemüse und Gewürzpflanzen, so erhalten wir unsere Gemüsebrühe. Sie enthält jede Art Element, die in irgendeiner der gekochten Pflanzen enthalten war, und zwar alle in Verdünnung und in einem Verhältnis, in dem die Basen stärker überwiegen als in allen gekochten Pflanzen.

Die Gemüsebrühe ist somit ein Mittel, um ein Überwiegen von Verdichtungen auszugleichen, und zugleich um den Basenüberschuß der Nahrung zu erhöhen.

Sie ist ein Mittel zum Neutralisieren und zugleich zum Ausscheiden von Schlacken.

Wir ließen wiederholt eine Gemüsebrühe einige Stunden stehen und testeten sie danach. Regelmäßig waren jetzt die meisten Elemente neutral, die unmittelbar nach dem Kochen im Test sich gezeigt hatten. Das heißt, diesen verdünnten Elementen stehen jetzt so viele der gleichen Elemente, jedoch in Verdichtung, gegenüber, daß sie sich neutralisieren (siehe „Über unsere besondere Testmethode").

Dieser Befund ist erklärlich. Die Gemüsebrühe erhält von den Pflanzen, aus der sie stammt, Metalle und Nichtmetalle. Sie bilden oder haben bereits in der Pflanze Basen und Säuren gebildet, und beide gehen miteinander Verbindungen ein. Dabei verdichten sie sich (siehe „Die Grundzüge unseres Heilverfahrens").

Daraus folgt, daß nur die frische Brühe mit Sicherheit neutralisieren kann.

Eine zweite Frage ist die, ob eine abgestandene Gemüsebrühe noch die Fähigkeit hat, Schlacken auszuscheiden.

Die Versuche von Berg-Vogel sagen, daß Schlacken ausscheiden, wenn in der gesamten Nahrung der erwähnte Basenüberschuß enthalten ist.

In der Gemüsebrühe ist dieser Überschuß von vornherein enthalten, und er kann sich durch das Abstehen nicht verändern.

Trotzdem ist es zweifelhaft, ob die abgestandene Brühe noch die gleiche Fähigkeit, Schlacken auszuscheiden, besitzt wie die frische.

Berg-Vogel fanden diese Fähigkeit der basenüberschüssigen Nahrung durch Versuche, bei denen das Spiel von Basen und Säuren im Körper vor sich ging. Wie es sich aber verhält, wenn es in der Nahrung, außerhalb des Körpers, vor der Nahrungsaufnahme stattfindet, darüber sagen sie nichts.

Daraus folgt, daß nur die frische Brühe Sicherheit auch für das Ausscheiden von Schlacken geben kann.

Die Gemüsebrühe bietet der Therapie eine Reihe von Vorteilen.

Unsere Tabellen zeigen, daß in den Gemüsen und Gewürzen fast alle unsere 48 Elemente verdünnt enthalten sind. Mit Hilfe des Registers und der Gemüse- und Gewürztabellen kann man sie als Mittel gegen bestimmte Krankheitsbilder aussuchen und anwenden. Wer z. B. Rheuma hat, findet im Register u. a. die Elemente Lithium (Li), Caesium (Cs) angegeben. Er wird deshalb dem Gemüse, von dem er eine Brühe herstellen will, Pflanzen beimischen, die Lithium und Caesium enthalten, z. B. grüne Bohnen, Zwiebeln u. a.

In der Gewürztabelle findet man Gewürze mit verdünntem Lithium und Caesium, z. B. Bohnenkraut; dieses wird dem Gemüse beigemischt.

An diesen Beispielen wird deutlich, wie man mit der

Gemüsebrühe auch gezielt auf verschiedene Krankheiten einwirken kann.

Ein weiterer Vorteil der Gemüsebrühe besteht darin, daß die verdünnten Mineralien schneller in die Blutbahn geraten, als wenn sie erst im Verdauungsprozeß aus der Nahrung herausgeholt werden müssen.

Da Gemüsebrühe als Heilmittel wenig bekannt, aber sehr wirksam ist und im Verdacht steht, nicht zu schmecken, sei eine schmackhafte Herstellung erwähnt.

Man gibt in einen Topf einige zerschnittene Zwiebeln und bräunt sie mit etwas Pflanzenöl oder Fett leicht an. Dann gießt man etwas Wasser zu. In das Wasser gibt man alles Gemüse, das die Jahreszeit bietet. Dazu Gewürze nach der Gewürztabelle und eine Prise Salz. Unter den Gemüsen und Gewürzen sollten auch solche sein, die gerade auf das jeweilige Krankheitsbild einwirken. Gemüse ist hier im weitesten Sinn verstanden: Blatt-, Stengel-, Wurzelgemüse, Kartoffeln u. a.

Wir wissen, daß die Brühe im Augenblick, da alles gar ist, den höchsten Gehalt an Basenüberschuß besitzt. Wenn man länger kochen läßt, gehen immer mehr Säuren in sie über. Wir schütten die Brühe deshalb jetzt in einen anderen Topf. Das Verhältnis von Gemüse zu Kochwasser muß so bemessen sein, daß reichlich Brühe entsteht. Wir wissen, daß der Rest im Topf, das Gemüse, einen Säureüberschuß hat und schädlich wäre. Wir werfen es einfach weg. Das gilt, wenn man die Gemüsebrühe zu Heilzwecken verwenden will, und z. B. bei Fastenkuren. Als Vorbeugungsmittel gegen Schlackenstauungen kann man einen Mittelweg gehen: die Hälfte des Gemüses dem Kochtopf entnehmen und den Rest zusammen mit der Brühe essen.

Aus all dem ergibt sich als Richtlinie für die Herstellung und Verwendung der Gemüsebrühe:

1. Verwende möglichst vielerlei Gemüse und Gewürzkräuter zur Herstellung, um die Brühe mit vielerlei Mineralien anzureichern.

2. Bevorzuge solche Pflanzen, die eine günstige Wirkung auf ein gerade vorliegendes Übel haben (siehe Register und Tabellen).

3. Gieße die Brühe ab, oder entferne den größten Teil der Pflanzen aus ihr in dem Augenblick, da alle Gemüse gar sind; sie hat dann den höchsten Basenüberschuß und damit die höchste Fähigkeit zum Ausscheiden von Schlacken.

4. Laß die Brühe nicht stehen, trinke sie kurz nach dem Abgießen; sie hat dann die höchste Stärke zum Neutralisieren und zum Ausscheiden von Schlacken.

Der Auszug aus Heilpflanzen, Kräutertee und Badezusatz

Tee ist grundsätzlich nichts anderes als Gemüsebrühe. Hier wird der Auszug von Gemüse und Gewürzpflanzen, dort wird er von Pflanzen, die gewöhnlich als Heilpflanzen bezeichnet werden, gemacht.

In beiden Fällen werden den Pflanzen verdünnte chemische Elemente entzogen, und in beiden Fällen enthält der Auszug einen stärkeren Basenüberschuß als die Pflanze selbst.

Beim Gemüseauszug (Gemüsebrühe) steht das Zuführen von Basenüberschüssen, damit das Ausscheiden von Schlacken an erster Stelle, das Herstellen des Gleichgewichts von Verdünnungen und Verdichtungen, das Neutralisieren dieser an zweiter.

Beim Tee ist das umgekehrt. Hier steht das Neutralisieren an erster Stelle und das Ausscheiden an zweiter.

Da Gemüsebrühe und Kräutertee grundsätzlich dasselbe sind, gelten die gleichen Richtlinien für die Herstellung und die Verwendung beider.

Sie seien hier mit der nötigen Abwandlung für den Tee gegeben.

1. Suche die Pflanzen für den Tee aus den Tabellen „Für Tee", „Gewürze" und „Kräuter" so aus, wie das im Kapitel „Die praktische Handhabung von Register und Tabellen" dargestellt ist.

2. Gieße den Tee ab, nachdem er gerade so lange gekocht hat, bis er „gar" ist, d. h. laß Blätter 2—3 Minuten und Wurzeln, Stengel und Rinden etwas länger kochen.

Hacke sie alle zuvor klein.

Damit bekommt der Tee die höchste Wirkung zum Ausscheiden von Schlacken.

3. Trinke den Tee möglichst kurz nach dem Abgießen. Dann hat er die höchste Wirkung zum Neutralisieren und zum Ausscheiden von Schlacken. Etwa 2 bis 4 Stunden nach dem Abgießen verliert er von diesen Wirkungen.

Die grundsätzlich gleichen Richtlinien gelten nochmals für den Tee als Badezusatz.

Die Pflanzen für den Badezusatz werden ebenfalls wahlweise den Tabellen „Für Tee und Bäder", „Gewürzkräuter" und „Nur für Bäder" entnommen, gar, aber nur gar gekocht und unverzüglich dem Bad zugesetzt.

Das Bad hat nur einen Zweck: Ausscheiden von Schlacken.

Die Auszüge werden hergestellt, wie das für Tee allgemein üblich und bekannt ist. Einige Gramm Pflanzen, frisch oder getrocknet, werden für etwa ½ l Wasser benötigt.

Für den Auszug als Badezusatz nimmt man von beidem etwas mehr.

Wenn der Tee gesüßt werden soll, ist Wiesenblütenhonig zu bevorzugen. Er enthält fast so viele chemische Elemente in Verdünnung wie unser Riegel.

Homöopathische Lösungen

Der Ausgangsstoff für die Homöopathie sind chemische Elemente, rein oder in Verbindungen, sowie pflanzliche oder tierische Stoffe.

Chemische Elemente werden verdünnt und einem Lösungsmittel, wie Alkohol, oder einer Zuckerart beigegeben; dadurch werden sie assimilierbar gemacht. Man gießt einige Tropfen der Lösung in etwas Wasser und trinkt sie. Damit erreicht man den Ausgleich zwischen verdichteten und verdünnten Elementen; sie wirken damit günstig auf Krankheitsbilder. Ob kurz- oder langfristig oder endgültig heilend oder versagend, hängt von den sonstigen Umständen, insbesondere von der Art der Nahrung, ab. Es gilt für die homöopathischen Mittel grundsätzlich das, was in dem folgenden Abschnitt „Unsere Kur" gesagt wird.

Unsere Untersuchung zeigt, daß die homöopathischen Mittel nicht auf Suggestion beruhen, daß sie assimilierbare Mineralnahrung sind, die bei bestimmten Voraussetzungen, z. B. einer Nahrung nach der Faustregel, auch auf Dauer wirksam sind.

Wenn diese Voraussetzungen fehlen, ist das nicht ihre Schuld, und da dürften andere Mittel als homöopathische auch versagen.

Ihr großer Vorteil ist, daß sie schnell wirken und schnell griffbereit sind. Ihre Grundlage und ihre Wirkung ist dieselbe wie die des Kräutertees.

Das Mineralstoffbad

Das Bad mit Zusätzen von Pflanzenauszügen ist mit Abstand das wirksamste Mittel, um im Verein mit basischer Kost Schlacken zum Ausscheiden zu bringen. Eine Voraussetzung ist ein Basenüberschuß im Blut z. Zt. des Badens und die zweite ist, daß der Patient der Anstrengung, die mit dem Bad verbunden sein kann, gewachsen ist.

Hier empfehlen wir, zuerst den Rat des behandelnden Arztes einzuholen, bevor man zu Kost und Tee das Bad hinzufügt.

Zur Klärung seiner Eigenschaften wurde der folgende Versuch wiederholt gemacht.

Über rund 150 l Wasser von 37—39 °C in einer emaillierten Wanne wurde kein Zinn gefunden.

Über einer Versuchsperson zeigte sich verdichtetes Zinn. Die Versuchsperson legte sich 20 Minuten ins Wasser.

1. Ergebnis:

Der Befund blieb wie zuvor über dem Wasser neutral und über der Person verdichtet. Dem Wasser wurde danach ein Tee mit verdünntem Zinn beigefügt. Die Versuchsperson erhielt keine Gabe. Sie legte sich nach einer längeren Pause wieder 20 Minuten in das Wasser.

2. Ergebnis:

Der Zinnbefund war jetzt sozusagen umgekehrt: verdichtet über dem Wasser und neutral über der Versuchsperson. Daraus ergibt sich, daß die Verdünnung von Zinn im Bad den Körper anregt (über die Schweißdrüsen), Schlacken mit Gehalt von Zinn auszuscheiden. Der Versuch wurde im Laufe der Zeit auf 48 Elemente ausgedehnt, bei allen mit dem analogen Ergebnis.

Mit diesem Mineralstoffbad haben wir ein weiteres Mittel gewonnen, um Schlackenstauungen abzubauen.

Die Voraussetzungen dafür, daß das Bad entschlackt, sind:

1. daß es dieselben Stoffe in Verdünnung enthalten muß, die verdichtet im Körper sind;

2. daß das Blut einen Basenüberschuß hat, so wie ihn die Faustregel der Nahrung gibt. Nur dann kann es die anfallenden Schlacken zu den Schweißdrüsen befördern, die sie im Bad ausscheiden (Berg-Vogel).

Wenn aber ein Stau abgebaut werden soll und die Transportfähigkeit des Blutes für Schlacken zu den Ausgängen, hier im Bad zu den Schweißdrüsen, verstärkt werden soll, dann ergeben sich zusätzliche Bedingungen für eine optimale Wirkung des Bades.

Fassen wir diese Bedingungen zusammen.

1. Das Bad muß die Mineralstoffe in Verdünnung enthalten, die verdichtet im Körper sind. Das zweckmäßige Mittel dazu ist ein Tee mit dem Riegel (9 Kräuter) und einigen speziellen Pflanzen.

Teeaufguß für das Bad: Ein halbe Handvoll Tee auf 1 l Wasser überbrühen, $^1/_4$ Stunde ziehen lassen und dem Badewasser beimischen.

2. Die Nahrung soll wenigstens der Faustregel entsprechen, noch besser durch Gemüsebrühe und Tee ergänzt sein.

3. Das Bad hat eine größere Wirkung in den Morgen- und in den Abendstunden, weil dann der Basenspiegel im Blut höher ist.

4. Das Bad soll ungefähr Körpertemperatur haben (37—39 °C), weil Kälte, ähnlich Säuren, dem Ausscheiden entgegenwirkt.

5. Alkohol und Nikotin sollen während einer Badekur aus demselben Grund vermieden werden. (Punkt 3, 4, 5 stützen sich auf Ausführungen von Berg-Vogel und Bircher-Benner.)

6. Das Bad muß eine bestimmte Dauer haben. Mit 10 Minuten beginnen und jedes weitere Bad um einige Minuten steigern bis zu 30 Minuten Dauer u. ev. noch mehr.

7. Anschließend einige Zeit ruhen.

8. Das Bad hat im Sommer eine höhere Wirkung als im Winter.

Für die Wirkung des Bades sind, außer dem Wohlbefinden, Kontrollen möglich.

Wer feststellt, daß morgens und abends das blaue Lackmuspapier im Urin blau bleibt, der wird nach einem richtig ausgeführten Mineralbad ein gerötetes Lackmuspapier im Urin sehen. Das Bad hat das Tor zum Abzug saurer Schlacken geöffnet.

Ein anderes Kontrollmittel ist der schmale, braune oder graue Streifen, der sich in Höhe der Wasseroberfläche an der weißen Wanne bildet. Legt man sich nach einer Ganzwaschung 1/2 Stunde ins Wasser ohne Zusatz von Tee, so bildet sich der Streifen nur dünn oder gar nicht. Gießt man den Kräutertee in das Wasser und läßt es eine halbe Stunde stehen, so bildet sich auch kaum ein Streifen. Legt man sich aber in das Wasser mit dem Tee, dann entsteht der Streifen. Er kann sich somit nur von Ausscheidungen aus dem Körper, bewirkt durch den Tee, bilden, vielleicht verdeutlicht durch die Farbstoffe aus dem Tee.

Bei manchen Menschen tritt beim richtig gewählten Mineralstoffbad (als Kann-, nicht als Mußreaktion) eine sog. Erstverschlimmerung des Leidens auf, die besagt, daß der Schlackenstau intensiv abgebaut und ausgeschieden wird (Krise). Bitte, dann nicht kopfscheu werden, sondern erst recht weitermachen.

In Deutschland gibt es mehr als 100 Heilbäder. Ihre Wasser haben mineralische Beimengungen zum großen Teil in Verdünnung.

Die Beimengungen sind verschieden, und verschieden sind die z. T. Jahrhunderte lang beobachteten Heilerfolge. Die Erfolge reichen über eine weite Skala: Rheuma, Gicht, Ischias, Nerven-, Magen-, Nieren-, Leber-, Gallenleiden, Herz, Kreislauf, Katarrhe, Neuralgien, Gelenkentzündungen, Zucker usw.

Ein bestimmtes Heilbad hat eine bestimmte Beimengung mineralischer Bestandteile (im Trink- und Badewasser) und zugleich Heilerfolge bestimmter Krankheiten. Ein anderes Bad mit anderer Beimengung wirkt auf andere Übel. Also muß man annehmen, daß es bestimmte Mineralstoffe im Wasser sind, von welchen die Heilung bestimmter Krankheiten abhängt. Darin dürfte für unseren Befund eine Bestätigung liegen.

Bad und Schlaf

Zwischen Schlaf und Bad bestehen Zusammenhänge. Sie sind aber bei verschiedenen Personen offenbar verschieden.

Es kommt vor, daß man ermüdet nach einem arbeitsreichen Tag ein Bad mit Pflanzenzusätzen nimmt und danach hellwach und erfrischt, wie voll ausgeschlafen, wieder stundenlang arbeiten kann.

In einem anderen Fall verfällt jemand, der sonst schlecht einschläft, nach dem Bad in einen guten Schlaf.

Wer morgens nach dem Schlaf noch lange müde und benommen ist, wird nach einem Bad mit Pflanzenzusatz regelmäßig frisch, wie wirklich ausgeschlafen sein.

Fest steht, daß unser Bad eine Hilfe zum Schlaf ist, aber ob das Abend- oder das Morgenbad wertvoller ist, das muß wohl jeder für sich selbst herausfinden.

Man kann das Abend- wie das Morgenbad auch durch einen Pflanzenaufguß, einen Tee, ersetzen. Er neutralisiert Schlacken und kann damit für Stunden eine ähnliche Wirkung haben wie ein Pflanzenbad.

Fuß-, Knie-, Sitz-, Hand- und Armbäder sowie feuchte Packungen und feuchte Wickel

Sie alle wirken nach dem gleichen Prinzip wie das Vollbad. Sie helfen dem Körper Schlacken ausscheiden. Auch ihre Wirkung ist an die sechs vorstehenden Voraussetzungen geknüpft.

Feuchte Umschläge und Packungen

Ein Tuch in den Teeaufguß legen, leicht ausdrücken und auf die kranke Stelle legen, mit Wolldecken abdecken, $^1/_2$—1 Stunde liegen lassen. Der Tee ist nach dem Gebrauch stets wegzuschütten, und die Tücher sind nach jeder Auflage auszukochen und mehrmals heiß auszuspülen, denn Tee und Tücher sind mit Ausscheidungen verdichteter Mineralstoffe angefüllt und für den weiteren Gebrauch, wenn nicht schädlich, so doch nutzlos. Das gilt ebenso für

Heublumensäcke

Wir geben 3—4 Handvoll Heublumen in ein Sieb, hängen es in einen Topf mit kochendem Wasser und lassen 10 Minuten den Wasserdampf durch das Heublumensieb strömen. Dann schütten wir 1 Tasse von dem kochenden Wasser in die Heublumen und lassen nochmals 5 Minuten den Dampf durchströmen. Nun schütten wir die Heublumen in ein Säckchen und legen es auf die kranke Stelle, so warm, wie es vertragen wird. Mit einer Wärmflasche und einer Wolldecke decken wir den Körperteil ab und lassen alles ungefähr 1 Stunde liegen. Dann die Heublumen in den Mülleimer werfen und die Säckchen auskochen oder sterilisieren, um es bei der nächsten Packung wieder gebrauchen zu können.

Alle diese Maßnahmen wirken gleichartig wie das Vollbad, aber schwächer. Sie haben jedoch den Vorteil, daß sie sich einfacher herrichten lassen und auf einzelne Körperpartien unmittelbar einwirken können.

Allgemeine Körperpflege.
Turnübungen.

Sie sind dem Einzelnen anzupassen; ob jung oder älter — gesund oder krank — körperlich oder geistig arbeitend — und anderes mehr ist da zu beachten. Da kann man nur einige Zielpunkte für die Übungen nennen. Es soll gepflegt werden die Kraft aller Muskeln, die Beweglichkeit aller Gelenke.

Die Übungen sollten 10—15 Minuten und ohne Pause durchgeführt werden, um etwas Ausdauer zu pflegen. Die Übungen nimmt man am besten morgens nach dem Bad vor.

Wer nicht kräftig genug ist, fängt mit wenigen Minuten an und steigert langsam die Dauer. Auch hier ist die Kunst wie beim Kochen: Von nichts zu viel und nichts zu wenig. Über dieses Muskel- und Gliederturnen läßt man sich von Kundigen beraten.

In dieses Turnen eingefügt sei ein zweites, eine Art medizinisches Turnen. Dafür möchten wir einige Hinweise geben.

1. Übungen auf dem Rücken liegend, Knie angewinkelt
   a) Ein tiefer Brustatemzug, dann ein tiefer Bauchatemzug usw. mehrere Male im Wechsel (voll ausatmen).

   Diese Übung dient der Stärkung der Atemorgane.

   b) Leichte Massage der Bauchdecke mit dem Handballen von oben nach unten.
   c) Leichte Massage mit der Handfläche eng um den Nabel im Uhrzeigersinn.
   d) Leichte Massage nahe am äußeren Rand der Bauchdecke mit der Handfläche im Uhrzeigersinn.

   Diese Übungen dienen der Pflege der Verdauungsorgane.

   e) Lage wie vor, aber Becken etwas angehoben. 6—10 Atemzüge. Dann Beine strecken, Oberkörper aufrichten, wieder 6—10 Atemzüge usw., drei — sechsmal im Wechsel.

   Diese Übung dient der Durchblutung des Gehirns.

2. Arme schwingen seitwärts, linksherum und rechtsherum, sowie vorwärts und rückwärts; je 3—6 mal. Sprint auf der Stelle; 20—150 mal.
   Diese Übungen stärken das Herz und fördern den Kreislauf. Sie können dazu beitragen, einen Blutunterdruck zu normalisieren.

3. Rumpf- und Beckenrollen; mehrmals links und

rechts herum.

Diese Übung dient der Durchblutung — insbesondere des Beckens — und damit aller Organe, die ihm eingelagert sind.

4. Fußrollen; 20 mal links und 20 mal rechtsherum. Erst auf dem linken und dann auf dem rechten Bein stehend.
   Diese Gleichgewichtsübung ist Übung für das Kleinhirn.

Wandern.

Zur Pflege gehört auch Wandern. Es tritt als Ergänzung und Vervollkommnung zu Tee, Bädern, Kost und Turnen. Am Wochenende wandere man einige Stunden und tagtäglich mindestens nach dem alten englischen Sprichwort: Nach dem Mittagessen raste eine Weile, nach dem Abendessen wandere eine Meile (eine englische natürlich). Wandern ist Sauerstoffzufuhr. Es kann nicht entbehrt und durch nichts ersetzt werden und muß täglich stattfinden.

Verdauung.

Dazu tragen die hier genannten Turnübungen bei, tägliches Wandern und pflanzliche Stoffe.

Zu diesen gehören z. B. geschroteter Leinsamen, Tee aus Kräutergemischen mit dieser speziellen Wirkung, die im Handel sind, und Kräuter in Pillen gepreßt. Solche sind z. B. im Handel unter der Bezeichnung „Wörishofener Darmpflege".

4.
Unsere Kur

Unsere Kur

Dieser Abschnitt setzt voraus, daß sich unser Leser mit den vorangegangenen Abschnitten unserer Schrift vertraut gemacht hat.

Wir wollen die Kur der Einfachheit halber an einem Beispiel schematisch darstellen, und zwar wählen wir wiederum Rheuma.

Patient P. hat Muskelschmerzen. Er läßt sich von seinem Arzt untersuchen, und der stellt Rheuma fest.

P. schlägt das Register zu dieser Schrift auf und findet da das Stichwort: Rheuma.

Neben Rheuma sind 8 chemische Elemente aufgeführt, Li (Lithium), Cs (Caesium), Mg (Magnesium), Cr (Chrom), Zn (Zinn), Hg (Quecksilber), Ce (Cerium), Cu (Kupfer).

Das sagt P., daß ein Zuviel von mindestens einigen aus der Gruppe dieser 8 Elemente in Form von Schlakken in seinem Körper vorhanden ist und daß dieses Zuviel Ursache oder Mitursache seines Rheumas ist.

Das sagt P. zugleich, daß unsere Kur ein Mittel ist, um dieses Zuviel und damit das Rheuma zu beheben.

Unsere Kur hat drei Ziele: Sie soll

ein weiteres Anwachsen des Zuviel an Schlacken verhüten,

das vorhandene abbauen

und es bis dahin neutralisieren

(und damit dem Rheuma diese Voraussetzung nehmen).

Grundlage unserer Kur ist eine Kost nach der Faustregel. Sie wirkt in Richtung aller drei Ziele.

Ihre Wirkung zum Abbau von Schlacken wird verstärkt durch Gemüsebrühe und das Bad mit Zusätzen von Pflanzenauszügen.

Ihre Wirkung zum Neutralisieren wird verstärkt durch Tee und homöopathische Mittel und Zulagen von bestimmten Pflanzen zur Nahrung.

Dem Rheuma liegen chemische Elemente in Verdichtung zu Grunde. Um sie zu neutralisieren und auszuscheiden, brauchen wir Auszüge aus Pflanzen, welche die gleichen Elemente in Verdünnung enthalten, also Li, Cs usw. P. findet sie nach der Anleitung, die im Kapitel „Die praktische Handhabung von Register und Tabellen" gegeben wird.

P. findet die Pflanzen, die Träger der gesuchten chemischen Elemente in Verdünnung sind, in den folgenden Tabellen.

Gemüsetabelle: Lauch, grüne Bohnen und Sojabohne;

Salattabelle: Endivie, Feldsalat und rote Beete;

Gewürztabelle: Bohnenkraut, Borretsch, Fenchel und Zwiebel;

Obsttabelle: Apfel, schwarze Johannisbeere, Apfelsinen, Trauben.

Mit ihnen reichert P. je nach Jahreszeit seinen Speisezettel an.

In der Tabelle „Für Tee und Bäder" findet P. Johanniskraut, Schafgarbe, Lindenblüten, Birkenblätter, Eichenrinde, Bohnenhülsen, Haferstroh u. a.

In der Tabelle „Nur für Bäder" findet er Fichtennadel und Eichenrinde.

Die Pflanzen verwendet P. so, wie es in dem Abschnitt „Unsere Heilmittel" dargestellt ist.

P. beachtet ganz besonders, was dort unter dem Stichwort „Richtlinien“ in den Kapiteln „Gemüsebrühe“ und „Kräutertee“ gesagt wird.

Die Kur wirkt am sichersten und schnellsten, wenn P. die Mittel Kost, Gemüseauszug, Bad und Tee miteinander verbindet.

Die Regel der Kost beachtet P. möglichst bei jeder Mahlzeit.

Ein Bad und einen Gemüseaufguß nimmt er täglich. Wir empfehlen jedoch, den behandelnden Arzt zu fragen, bevor das Bad in die Kur eingefügt wird.

Den Tee nimmt P. zwei- bis dreimal am Tag jeweils frisch aufgegossen.

Bei all dem beachtet P., was hier über Schlaf und Turnen und ähnliches gesagt wird.

Je nach der Schwere des Rheumas kann P. während der Kur seinem Beruf nachgehen oder nicht.

Wenn P. nicht die Möglichkeit hat, alles so, und so regelmäßig wie erwünscht, durchzuführen, dann wird er die Kur etwas einschränken.

Er nimmt z. B. Fußbäder statt Vollbäder, wenn er diese nicht verträgt, oder er macht eine Teemischung nicht genauso vollkommen, wie an sich nötig wäre, oder er unterbricht die Kur für einige Reisetage.

Das geht natürlich auf Kosten der Dauer der Kur.

Damit ist das Schema gezeichnet, nach dem bei allen anderen Krankheiten unseres Registers vorzugehen ist. Rheuma steht hier nur stellvertretend für sie alle.

Bevor P. die Kur beginnt, muß er aber noch einmal das folgende Kapitel „Krisen“ lesen.

Krisen

Setzen wir das Beispiel aus dem vorhergehenden Kapitel fort.

P. hat seine Kur aufgenommen und gewissenhaft durchgeführt. Seine Muskelschmerzen sind weg. Er fühlt sich „himmelhoch jauchzend", bleibt aber vorsichtig und behält vor allem seine basische Kost bei.

Plötzlich ist das Rheuma wieder da. Die Kur war seine letzte Hoffnung gewesen, und nun soll auch sie getrogen haben? Jetzt ist P. „zu Tode betrübt".

Wir wissen aus Erfahrung, daß auch dieses sozusagen zweite Rheuma mit unserer Kur vorübergeht. Wir reden P. zu, er setzt die Kur fort, und er wird auch vom „zweiten Rheuma" befreit.

Das wiederholt sich noch einige Male.

Die Zeiten zwischen den einzelnen Rheumaanfällen waren immer länger geworden und die Krankheit jedesmal schwächer, bis sie endgültig verschwand.

Diese Beobachtung haben wir in Hunderten von Fällen immer wieder gemacht. Sie stimmen, und zwar bei der gleichen Krankheit, genau mit den Beobachtungen überein, die Bircher-Benner in seiner Klinik gemacht hat.

Ihnen muß eine Gesetzmäßigkeit zu Grunde liegen.

Bircher-Benner gibt dafür die sehr annehmbare Erklärung: Wenn das Blut mit Schlacken überlastet ist und sie aus Mangel an Basen oder aus anderen Gründen nicht ausscheiden können, dann werden sie in die Gewebe abgestoßen. Wenn diese überfüllt sind, geben sie die Schlacken ins Blut zurück, und die Krankheit Nr. 1 ist da. Wenn man das Blut von ihnen reinigt, verschwindet die Krankheit. Das gereinigte Blut spült weitere Schlacken aus den Geweben, belädt sich damit, und die Krankheit Nr. 2 ist da.

Wir halten die Erklärung von Bircher-Benner für zutreffend.

Unser Patient P. hat zwischen Krankheit Nr. 1 und 2 eine Kost genommen, mit der er zuvor die Schlacken der Krankheit Nr. 1 ausgeschieden hat und bei der sich bestimmt keine Schlacken im Körper stauen konnten.

Woher sollen die neuerlichen Schlacken kommen, wenn nicht aus der Tiefe der Gewebe?

P. muß sich merken, daß die Schlacken nicht gleichmäßig aus dem Körper laufen wie Wasser aus dem Kran.

Der Körper stößt sie ab in Schüben.

Die Krankheiten Nr. 2, 3 und 4 sind keine Krankheiten, keine Rückfälle, sondern solche Schübe. Sie sind Etappen auf dem Weg zur Gesundung, sie sind Reinigungskrisen.

Das muß P. wissen, bevor er die Kur anfängt, damit er nicht bei der ersten Krise die Flinte ins Korn wirft.

P. muß wissen, daß man Gesundheit nicht kaufen kann mit ein paar Spritzen, Pillen oder einigen Tassen Tee, nicht wie Butter, fertig verpackt gegen Bargeld über den Ladentisch.

Gesundheit kann man nur erwerben und erhalten durch zielbewußte Arbeit an sich selbst.

Wenn sich ein Stau von lithiumhaltigen Schlacken im Körper findet, dann ist das nur möglich, wenn die Tore für das Ausscheiden von Schlacken verschlossen waren. Dann sind aber auch Schlacken anderer Art gestaut worden. So ist es möglich, daß während einer Kur, die auf Rheuma zielt, eine Krise anderer Art auftritt, etwa eine Nierenfunktionsstörung.

Im Kapitel „Die allgemeine Kur“ wird ein Beispiel dafür gegeben.

Eine Kontrolle aller unserer Kuren

In dem Buch „Ernährungskrankheiten“ führt Bircher-Benner den englischen Stoffwechselforscher Sir W. Roberts an. Er fand, daß in der Zeit von 11 Uhr abends bis 11 Uhr morgens saure Schlacken durch das Blut zu den Nieren transportiert und ausgeschieden werden, d. h.: in den Morgenstunden und am späten Abend wird das blaue Lackmuspapier im Harn gerötet.

Wenn das blaue Lackmuspapier in dieser Zeit blau bleibt, dann ist das ein Alarmzeichen. Dann müssen Basen zugeführt werden, die das Blut zum Transport von sauren Schlacken befähigen.

Wir beobachteten regelmäßig, daß während Krisen, bei einer basisch verstärkten Kost, das blaue Lackmuspapier den ganzen Tag über im Harn gerötet wurde. Das ist durch den erhöhten Zugang an sauren Schlacken aus den Geweben und die durch diese Nahrung erhöhte Transportfähigkeit des Blutes erklärlich.

Wenn die Krisen abklingen, dann stellt sich regelmäßig der normale Tageswechsel rot-blau-rot wieder ein, auch wenn basisch verstärkte Kost weiter genommen wird.

Da die Zeit, in der die sauren Schlacken ausscheiden, im allgemeinen mit der des Schlafes zusammenfällt, darf man vermuten, daß ein Zusammenhang zwischen beiden besteht, mindestens, daß der Schlaf den Ablauf der Säureausscheidungen begünstigt. So erscheint der ausreichende Schlaf als ein weiteres Heilmittel zu Bad, Trank und Kost.

Zweck des Bades ist das Ausscheiden der Schlakken, insbesondere von sauren, deshalb ist es richtig, in der Zeit der Basenherrschaft, früh morgens oder in den späteren Abendstunden, das Bad zu nehmen.

Da wir nun wissen, was Sinn und Zweck unserer Kur ist, da wir nun die Bedeutung der Krisen kennen, können wir auf etwas aufmerksam machen, was am Anfang der Schrift stehen müßte, aber jetzt erst gesagt werden kann, weil es erst jetzt verständlich ist.

Unsere Kur kann mit einer Verschlimmerung der Krankheit einsetzen! Das muß nicht, aber es kann sein. Die Kur soll Schlacken aus dem Körper herausholen. Das tut sie. Dazu holt sie auch Schlacken aus den Geweben, gelegentlich so viel, daß sie nicht alle in der gleichen Zeit ausscheiden können. Das erhöht den Stau im Blut und verschlimmert die Krankheit, aber nur scheinbar und nur vorübergehend.

Wer z. B. mit leichtem Ischias in ein Eichenrindenbad geht, muß damit rechnen, daß er danach 1—3 Tage ein schwereres Ischias bekommt, aber dahinter liegt der Weg in die Freiheit von der Krankheit.

5.

Einige Beispiele für die praktische Durchführung von Kuren

Nach dem Lesen der ersten vier Abschnitte dürfte jedermann in der Lage sein, unser Verfahren richtig anzuwenden.

Trotzdem möchten wir an einigen praktischen Beispielen zeigen, wie unser Register und die Pflanzentabellen anzuwenden sind, wie mit ihrer Hilfe die im Einzelfall benötigten Pflanzen gefunden und miteinander kombiniert werden können.

Wir möchten mit den angeführten Beispielen auch einige Hinweise verbinden, die nicht unmittelbar aus unserer Behandlung von Schlacken hervorgehen, in der Praxis sich aber als nützlich erwiesen haben.

Endlich sei darauf hingewiesen, daß in jedem der folgenden Beispiele eine Kost nach der Faustregel vorausgesetzt wird. Das ist in den Beispielen selbst nicht erwähnt, es ist aber unbedingt darauf zu achten.

Wenn die Kost im Einzelfall noch etwas ergänzt oder geändert werden soll, dann ist das im Beispiel angegeben, etwa daß man bei Nierenleiden nur sparsamst Kochsalz oder bei Leberleiden höchstens 60 g Fett je Tag nehmen soll.

Leber- und Gallenstörungen

Im Register finden wir bei Leber- und Gallenstörungen als führende Elemente angegeben: S (Sulfur), Sb (Antimon), As (Arsen), Ag (Argentum).

In unserem Pflanzenriegel finden wir einzelne oder mehrere dieser Elemente insbesondere in Johanniskraut, Schafgarbe, Ringelblume, Kamille, Schöllkraut, Bohnenhülsen, Zinnkraut. Wir mischen von diesen Pflanzen drei- bis viermal soviel dem Riegel bei als von den anderen.

In den Tabellen finden wir zur Ergänzung u. a. noch: Frauendistel, Pfingstrose, Tausendgüldenkraut, Wegwarte, Enzianwurzel, Odermennig, Pfefferminze u. a., von denen wir ebenfalls einige zur Verstärkung unserem Tee beimischen. Wir trinken vor jeder Mahlzeit eine Tasse frisch aufgeschütteten Tee (gehäufter Teelöffel je Tasse).

Dieselben Pflanzen in Mischung nehmen wir als Badezusatz (siehe „Das Mineralstoffbad").

In der Tabelle der Gewürzkräuter finden wir die gesuchten Elemente z. B. in Liebstöckel, Schnittlauch, Petersilie u. a.

Die Gemüsetabelle zeigt uns das Gesuchte in Lauch, Soja, Kartoffeln u. a.

Richtschnur für die Kost ist die „Faustregel" (siehe „Die Nahrung als Heilmittel"). Dabei ist jedoch das Folgende zu beachten:

Es sind mehrere kleine Mahlzeiten pro Tag zu empfehlen. Die Speisen dürfen nicht zu sauer, zu süß, zu heiß oder zu kalt sein. Fettmenge auf ca. 60 g pro Tag (einschließlich der versteckten Fette) begrenzen und nur hochwertige Pflanzenöle wie Sojaöl, Sonnenblumenöl und Schlesisches Leinöl, Diätmargarine und Diätspeisefett und stets nur frische Butter verwenden. Fette nicht erhitzen und alles meiden, was einen Röstprozeß bei der Zubereitung durchmachen muß, also alle Pfannengerichte wie Schnitzel, Kotelett, Bratkartoffeln usw. und Kaffee. Wenig Eier verwenden. Kein Schnittkäse, Holländer, Tilsiter, Schweizer usw. Kein Steinobst, keine getrockneten Hülsenfrüchte wie Erbsen, Bohnen, Linsen. Vorsicht mit blähenden Gemüsen: Rotkohl, Weißkohl, Wirsing, Grünkohl.

Magen- und Darmerkrankungen

Im Register finden wir unter Magen- und Darmstörungen vor allem die Elemente Sb (Antimon), Au (Aurum), As (Arsen), Hg (Merkur), Cu (Cuprum), Zn (Zinkum), Bi (Bismuth), Na (Natrium), Cl (Chlor), K (Kalium) aufgeführt.

Im Riegel verstärken wir darum: Johanniskraut, Schafgarbe, Kamille und Zinnkraut und fügen u. a. noch weitere Pflanzen hinzu, die die oben angeführten Elemente zum Teil enthalten. Das sind z. B. Wermut, Tausendgüldenkraut, Anserine, Ehrenpreis, Bockshornkleesamen, Wegwarte, Benediktenkraut; von diesen vor jeder Mahlzeit eine Tasse frisch aufgeschütteten Tee langsam trinken.

In der Gewürztabelle finden wir die genannten Elemente u. a. bei Bohnenkraut, Liebstöckel, Borretsch, Majoran und Petersilie.

Dieselben Pflanzen in Mischung als Zusatz für das Bad nehmen. Nach dem Mittagessen einen Heublumensack auflegen (Zubereitung siehe die Kapitel „Das Mineralstoffbad“ und „Bad und Schlaf“).

Von den Gemüsen sind angezeigt: Lauch, rote Beete, grüne Bohnen, grüne Erbsen und Kartoffeln.

Als Ergänzung zu dem, was die Tabellen zeigen, diene folgendes:

Bohnenkaffee, Alkohol und Nikotin meiden.

Fleisch und feine Mehlspeisen auf ein Minimum reduzieren und nur altbackenes Brot essen.

Kartoffeln, Gemüse und Früchte bevorzugen.

Bei anfänglichem Nichtvertragen keine Fleisch- und feinen Mehlspeisen geben, auch nicht Reis, sondern abwechselnd Kartoffelmus und durchgerührte Haferflocken mit Gemüsesäften (Saft aus den rohen Gemüsen erst dem fertigen Brei einrühren, z. B. rohen Kartoffelsaft, rohen Weißkrautsaft). Ferner gehackten rohen, grünen Salat, Brennessel, feingehackt und mit heißem Wasser übergossen, Schwarzwurzel. Bei Salzsäuremangel besonders rohen gehackten Spinat oder ungekochten Preßsaft von rohem Spinat mit etwas Zitronensaft evtl. dem Haferflockenbrei beirühren. Bei Magensäureüberfluß besonders Eier und Fleisch meiden, milde laktovegetabilische oder rein vegetarische Kost. Kochsalz ganz wenig. Zucker und zuckerhaltige Speisen meiden.

Nieren- und Harnblasenstörungen

Im Register finden wir Li (Lithium), Hg (Merkur), Cr (Chrom), Sb (Antimon), Na (Natrium), Ag (Argentum) als die führenden Elemente im Schlackenstau.

Im Riegel verstärken wir Schafgarbe, Johanniskraut und Zinnkraut und finden in den Tabellen noch Petersilienwurzel, Taubnessel, Wollblume, Hirtentäschel, Birkenblätter, Goldrute, Bärentraubenblätter, Majoran und Wacholderbeeren, die wir dem Tee zusetzen können und dann als Tee (wenigstens 4—5 Tassen täglich) trinken und als Badezusatz dem Bad hinzufügen.

Unter den Gewürzen finden wir in den Tabellen: Petersilie, Borretsch, Knoblauch, Liebstöckel, Schnittlauch.

In den Gemüsetabellen finden wir insbesondere: grüne Bohnen und Lauch als Spender der gesuchten Elemente.

Den Speisen dürfen weder Kochsalz nach natriumhaltige andere Salze zugesetzt werden.

Der Körper braucht besonders viel Wärme, er ist vor Kälte und Nässe (besonders die Füße) zu schützen.

Herz- und Kreislaufstörungen

Im Register finden wir unter Kreislaufinsuffizienz die Elemente Zn (Zinkum), Au (Aurum), Er (Erbium) als die führenden und In (Indium), Mg (Magnesium) als vielfache Begleitung dazu verzeichnet.

Im Teeriegel finden wir alle diese Elemente in den Pflanzen: Zinnkraut, Ringelblume, Holunderblüten, Johanniskraut. Wir tun gut, diese 4 Kräuter in unserer Teeriegelmischung von 9 Kräutern zu verstärken. Bewährt hat sich ganz allgemein das Verhältnis 1:4, also z. B. bei je 10 g Schafgarbe, Kamille, Schöllkraut, Bohnenhülsen, Lindenblüten je 40 g Zinnkraut, Ringelblume, Holunderblüten, Johanniskraut.

Als Ergänzung dazu (Er, Au, Zn) finden wir u. a. in den Tabellen noch die Pflanzen: Ginsterblüten, Melisse, Anis, Fenchel, Baldrian, Lavendel, Weißdorn, die wir ebenfalls im Beispielsfall mit 40 g beimischen.

Der Tee wird zubereitet und getrunken nach der Anweisung im Kapitel „Der Kräutertee“.

Als Badezusatz hat sich neben dem Teezusatz der Heilkräuter Haferstroh (aus der Tabelle „Bäder“) mit Er, Au, Ag, Zn bewährt. Hergerichtet wird das Bad nach der Anweisung im Kapitel „Das Mineralstoffbad“.

Als Salate mit dem Wirkstoff Er (Erbium) bieten sich rote Beete an und von den Gewürzkräutern dürfen Knoblauch und Borretsch nicht fehlen.

Die Tagesmenge an Flüssigkeit soll 1 l nicht übersteigen. Kaffee, Tee, Alkohol und Nikotin müssen auf ein Minimum reduziert werden.

Den Verzehr cholesterinhaltiger Nahrungsmittel, z. B. Eier, Schweinefleisch, tierische Fette, vorsichtshalber reduzieren und die tägliche Gesamtmenge an Fett auf höchstens 80 g bemessen. In besonderen Fällen und nach ärztlicher Verordnung streng kochsalzarm würzen.

Zu empfehlen sind: Fruchtsäfte, Obst, Salat, naturbelassene Pflanzenöle wie Soja-, Sonnenblumen-, Weizenkeimöl. Die eiweißhaltigen Nahrungsmittel müssen fettarm sein, wie z. B. Sauermilch, fettarmer Quark, Käse usw.

Der tägliche Spaziergang von 1 Stunde und mehr darf bei Herz- und Kreislaufstörungen nicht ausgelassen werden. Training bringt langsam eine bessere und intensivere Durchblutung und damit Steigerung des Allgemeinbefindens.

Rheuma, Gicht, Ischias (Rheumatischer Formenkreis)

Bei diesen Erkrankungen weist das Register als hauptsächliche Schlackenstörungen die Mineralien Li (Lithium), Mg (Magnesium), Cr (Chrom), Sn (Stannum), Hg (Merkur), Ce (Cerium) aus.

Wir verstärken im Riegeltee den Tee von Schafgarbe, Johanniskraut und Lindenblüten und fügen aus den Tabellen u. a. Weidenrinden und Birkenblätter hinzu.

Als Bad hat sich immer wieder Farnkraut, Heublumen oder Eichenrinde bewährt, hergerichtet nach unserem Vorschlag im Kapitel „Das Mineralstoffbad" (für das Eichenrindenbad nimmt man 2 Handvoll Eichenrinde, die man 5—8 Minuten in ca. 2 l Wasser kochen läßt, $^1/_4$ Stunde ziehen lassen und dann dem Vollbad zugeben).

Ein täglicher Marsch von einer Stunde und mehr, um den Körper zu trainieren und zum Transpirieren zu bringen, scheidet Schlacken aus.

Zwei Drittel der täglichen Nahrungsmenge soll aus rohen Früchten, Frucht- und Gemüsesäften, Rohkostsalaten und Rohgemüse bestehen. Erlaubt sind ferner: junges Geflügel, Fische, viel Rettich und Rettichsaft. Zweckmäßig ist die häufige Einschaltung von Obsttagen oder Obst-Gemüse-Tagen.

Täglich eine Gemüsebrühe bis zu 1 l wirkt als Basenbombe und neutralisiert die Säuren und fördert die Ausscheidung (siehe „Die Gemüsebrühe").

Zuckerkrankheit (Diabetes mellitus)

(siehe auch Teil III)

Unser Blut enthält normalerweise etwa 0,08% Traubenzucker (Glucose). Dieser Spiegel wird gehalten durch die Langerhanschen Zellen, ein Teil der Bauchspeicheldrüse.

Wenn die Funktionsfähigkeit dieser Zellen abnimmt, dann steigt der Zuckerspiegel im Blut und dann liegt das vor, was wir Diabetes nennen.

Wenn wir sie beseitigen wollen, dann müssen wir die Ursachen, das Absinken der Leistung der Zellen beseitigen. Eine Ursache ist allgemein bekannt: eine

Verfettung. Eine zweite Ursache fanden wir durch unsere Testmethode. Sie zeigte uns eine Verschlakkung mit Gehalt an Lanthan (La), Sulfur (S), Zinkum (Z) und Chrom (Cr) an.

Damit sind mindestens zwei Wege zur Sanierung vorgezeichnet: der eine heißt Entfettung und der andere Entschlackung.

Der Weg zu einer Entfettung ist im folgenden Abschnitt „Übergewicht" dargestellt.

Die zweite Ursache des Diabetes, die Verschlackung, wird angegangen mit Tee und Bädern mit einem Gehalt an den Elementen, die wir hier nannten.

Nun kommt zu den Problemen der Entfettung und Entschlackung ein drittes. Während diese beiden Verfahren in Gang sind, soll auch schon kein Zuckerüberschuß mehr da sein; denn mit ihm sind immer Schäden verbunden. Man denke z. B. nur an Verkalkung oder Erblindung. Es ist auch möglich, daß die frühere, normale Leistung der Zellen nie mehr erreicht wird oder von Anfang an nie in voller Höhe da war.

In allen diesen Fällen muß so verfahren werden, daß trotz des Mangels an Leistung der Zellen kein Zuckerüberschuß im Blut sich bildet.

Wenn der Zuckerspiegel im Blut über normal steigt, dann scheidet Zucker im Urin aus unter zwei Voraussetzungen: Die Nieren müssen normal arbeiten, zumindest beim Eiweißausscheiden und

das Blut muß basisch sein, d. h. es muß Säuren zu den Nieren transportieren können zum Ausscheiden.

Das alles kann auf einfache Weise getestet werden. Die Fa. Boehringer bringt Teststreifen auf den Markt. Diese Teststreifen machen drei Angaben. Sie zeigen an, ob Traubenzucker (Glucose) oder Eiweiß oder Säuren (pH) im Urin sich befinden. Wenn Säuren ausscheiden und kein Eiweiß, wohl aber Zucker, dann weiß man, daß ein Zuckerüberschuß im Blut ist oder war.

Diese Teststreifen haben für die Freihaltung des Blutes von einem Zuckerüberschuß eine ähnliche Funktion wie die Waage bei der Entfettung: sie zeigen unbestechlich und sofort jede „Sünde“ an. Sie sagen
ob man am Tag zuvor zuviel gegessen hat,
ob man zuviel von Körnerfrüchten und Zucker gegessen hat,
daß man keinen Zucker hat nach einem kräftigen Marsch,
daß man zwei Stunden vor dem Schlafengehen nicht mehr essen soll und
nach dem Abendessen noch eine kleine Wanderung machen soll usw.

Wir können dieses Verhüten eines Zuckerüberschusses im Blut mit dem Verhüten von Rußbildung in einem Ofen vergleichen. Man führt dem Ofen weniger, aber besser brennbaren Stoff zu und man sorgt zugleich für bessere Verbrennung durch bessere Lüftung. Dadurch bildet sich weniger Ruß.

Mit Ruß ist der Zucker gemeint und die Teststreifen kontrollieren immer wieder, ob „Ruß“ entsteht.

Das Verfahren verlangt — besonders am Anfang — Disziplin. Wer sie nicht aufbringen will oder kann, mag den Zuckerüberschuß mit Spritzen oder Pillen klein halten oder beseitigen. Diese Entscheidung bleibt dem Patienten überlassen.

Nun gibt es Fälle, in denen die Zellen von Geburt an oder später nicht voll oder überhaupt nicht mehr funktionieren; und Fälle, da sie zerstört wurden. Da nützen Entfettung und Entschlackung natürlich nichts mehr. Da können nur noch Pillen oder Insulinspritzen helfen.

Mit unserer Therapie haben wir einen Patienten im Alter von 80 Jahren, der jahrelang an Diabetes litt, von diesem dauernd befreit. Er mußte nur eine erträgliche Disziplin halten.

Wir haben hier die allgemeinen Grundlagen der Behandlung eines Diabetes dargestellt. Im Teil III stellen wir einen bestimmten Einzelfall dar. Beide Darstellungen ergänzen sich, machen sich gegenseitig anschaulicher.

Gefäßverkalkung

Unser Register zeigt als Schlacken bei der Gefäßverkalkung V (Vanadium), In (Indium), J (Jod) und P (Phosphor).

Eine Verkalkung ist grundsätzlich auch so zu behandeln wie alle schlackenbedingten Krankheiten.

Für Tee und Bad verwende man den Riegel und verstärke darin vor allem die Schafgarbe und die Ringelblume. Diese zwei allein enthalten schon alle angezeigten Elemente in Verdünnung.

Als Zusatz zum Riegel kommen rd. 20 weitere Pflanzen unserer Tabelle für Tee und Bad in Betracht, angefangen bei Arnica, Angelikawurzel und endend mit Zinnkraut (siehe Pflanzentabelle).

Von Gemüse verwende man vorzugsweise grüne Bohnen und Gurken (mit Schale), von Gewürzen Knoblauch und Kümmel und im Bad zusätzlich zum Riegel Eichenrinde und Fichtennadeln.

Wenn eine Arteriosklerose sich zeigt, dann weiß man, daß die Tore verschlossen waren, durch die Schlacken ausscheiden konnten. Damit weiß man auch, daß noch andere Arten von Schlacken aufgespeichert sind, und weiter, daß eine Kur nach unserem Verfahren zu einer allgemeinen Entschlackung angezeigt ist.

Die Praxis hat eine Reihe Hinweise für das Verhalten bei Verkalkung gefunden. Man esse wenig, man spare mit Flüssigkeitsaufnahme, man meide Koffein und Alkohol, man spaziere und schlafe täglich ausgiebig u. a. m.

Die Verkalkung ist selbst bei jungen Menschen häufig. Das zeigten Reihenuntersuchungen an Gefallenen im ersten Weltkrieg. Sie braucht offenbar Jahrzehnte, bis sie sichtbar wird. Das dürfte der Grund sein, warum sie bei Älteren häufig sichtbar ist, sie hatten die Zeit, um ihren Höhepunkt zu erleben.

Aber Ursache der Verkalkung ist nicht das Alter, sondern es sind die Schlacken.

Übergewicht

Wenn dem Körper mehr Fett, Stärke und Zucker zugeführt wird, als er unter den gegebenen Lebensumständen braucht, bilden sich Fettpolster.

Wenn die Nahrung zugleich zu wenig Basen enthält, daß nicht alle Schlacken laufend ausscheiden können, dann kann sich ein Teil davon in die Fettpolster einlagern.

Soweit die Ausführungen von Berg-Vogel.

Was die Fettpolster bedeuten, bringen die Statistiken über die Lebensdauer auf die kürzeste Formel.

„Nach dem vierzigsten Lebensjahr sinkt die Lebenserwartung mit jedem kg Übergewicht um ein Jahr."

Von zugleich vermindertem Wohlbefinden schweigen die Statistiken.

Wenn wir dem Übel zu Leib rücken wollen, müssen wir die Fettpolster abbauen.

Mit dem Auflösen werden aber auch die eingelagerten Schlacken frei, gelangen in die Blutbahn und können jede Krankheit, die in unserem Register aufgeführt ist, bewirken.

Damit ist der Weg einer Entfettungskur, die zugleich Entschlackungskur sein muß, vorgezeichnet.

Sie setzt für einige Zeit (Tage oder Wochen) eine Nahrung voraus, die den Körper zwingt, die nötigen Kalorien von den Fettpolstern und nicht aus der Nahrung zu beziehen, d. h. man führt Stärke, Zucker und Fett nur in minimalsten Mengen zu. Für die verhältnismäßig kurze Dauer des Abbaues des Polsters beläßt man es bei der bisherigen Eiweißmenge oder man erhöht sie sogar noch etwas.

Als fettarme Eiweißspender kommen in Betracht: Mageres Rindfleisch, gekochter Fisch, Magermilch, Magerkäse (keine Eier). Dazu kommt Gemüse jeder Art, gedünstet, sowie Obst, aber kein süßes, und sehr wenig Vollkornbrot und Kartoffeln.

Damit wird der erste Zweck, der Abbau der Fettpolster, erreicht.

Nun müssen aber noch die dabei freigesetzten Schlacken neutralisiert und ausgeschieden werden.

Dazu genügt die hier angegebene Kost allein nicht immer.

Man muß ihr einen kräftigen Basenüberschuß geben, und das Mittel dazu ist in unserem Fall die Gemüsebrühe (siehe Kapitel „Die Gemüsebrühe"). Sie muß täglich und reichlich genommen werden.

Ein weiteres Mittel zum Ausscheiden ist das Bad mit Pflanzenauszügen (siehe Kapitel „Das Mineralstoffbad").

Während der Kur mögen Krankheitsbilder sich zeigen und sogar in rascher Folge wechseln. Das Mittel dagegen ist der Riegel als Tee und als Badezusatz (siehe Kapitel „Riegel“). Man kann ihn ergänzen mit Hilfe des Registers und der Pflanzentabellen.

Ob man auf dem richtigen Weg der Gewichts- und Fettabnahme ist, zeigt unerbittlich die Personenwaage; täglich, wöchentlich — möglichst immer zur gleichen Zeit befragt.

Es gibt da etwas wie ein erstrebenswertes Ziel. Dafür ein Beispiel:

Jemand mißt 1,70 m. Für ihn ist etwas, das man Normalgewicht nennen kann 1,70 ./. 100 = 70. Diese 70 können als Annäherung an ein normales Körpergewicht in kg betrachtet werden.

Darunter gibt es eine Art Idealgewicht:

70 kg ./. 10% von 70 kg = 63 kg.

Für Frauen liegt das Idealgewicht noch darunter.

Man kann sich auch eine Summe von Kalorien je Tag zum Ziel setzen, und jede Speise nach ihrem Kaloriengehalt in den täglichen Speisezettel einsetzen. Dabei bleibt dann in der Regel der Basenüberschuß, der Vitamingehalt, das Verhältnis von Eiweiß, Fett und Kohlehydraten außer acht, was nicht dem Zweck der Nahrung entspricht. Und letzten Endes entscheidet auch da die Waage.

Fieber

In der Regel ist Fieber der Begleiter einer Krankheit. Diese hat der Arzt zunächst festzustellen.

Dann ist im Register nachzuschauen, ob sie darin enthalten ist. Falls das zutrifft, ist sie zu behandeln, so wie das in den Kapiteln „Unsere Kur“ und „Krisen“ dargestellt ist.

Bei akutem Fieber in jedem Fall das Bett hüten und erst nach dem ersten fieberfreien Tag aufstehen.

Allgemein heißt es, Fieber nicht unterdrücken, sondern die Abwehrtätigkeit des Körpers möglichst unterstützen und nur einen lebensbedrohenden Anstieg des Fiebers durch Antibiotika verhüten.

Bei Temperaturen über 39° bringt der Wadenwickel dem Kranken meist etwas Erleichterung. (In $^{1}/_{2}$ l Wasser mit 1 Eßlöffel Essig ein Tuch eintauchen, ausdrücken und dieses abwechselnd mal um die linke, mal um die rechte Wade des Patienten wickeln. Ein trokkenes Tuch darüber binden und ca. 20 Minuten liegen lassen, dann wieder erneuern.)

Bei Fieber besteht ein gesteigertes Kalkbedürfnis. Kalkzufuhr setzt das Fieber herab und umgekehrt, die Erschwerung der Ausfuhr durch Kochsalz ist einer der Gründe, weshalb das Kochsalz Fieber erhöht.

Die Ausfuhrerleichterung wird durch reichliche Basenzufuhr erreicht. Von den Stärkearten ist die Kartoffelstärke eine der am leichtesten verdaulichen, und so ergibt sich von selbst folgende Richtschnur für die Fieberdiät.

Die Hauptnahrung soll aus Kartoffeln, bei höherer Benommenheit aus Kartoffelmus oder Kartoffelsaft bestehen. Kochsalz ist ganz zu meiden. Gemüsebrühe, reichlich frisches Obst oder Kompott. Als durststillendes Mittel: klares Wasser, Früchte und Fruchtsäfte, wobei die Fruchtsäuren durch kohlensauren Kalk abgestumpft werden müssen. Gesüßter, natürlicher Zitronensaft, mit Wasser verdünnt und einer Messerspitze kohlensaurem Kalk versetzt, wird gerne genommen. Ein Tee aus Linden- und Holunderblüten hat sich stets als schweißtreibend bei fieberhaften Erkältungen und Grippe bewährt. Bewährt hat sich ebenso Rote-Beete-Saft.

Bei kurzdauerndem Fieber ist es am besten, dem Instinkt des Kranken entsprechend ganz auf Nahrung zu verzichten und sich auf die Zufuhr basenhaltiger Getränke (Rote-Beete-, Möhren-, Zitronen-, Apfelsinensaft), klares Wasser und Kompott usw. zu beschränken und dazu den Tee zu trinken, der nach Register und Tabellen angezeigt ist.

Bei langanhaltendem Fieber und Ablehnen jeder festen Nahrung ist ein Trank aus dem Saft von ca. 2—3 vollreifen, saftigen Apfelsinen oder sonstigen Fruchtsäften, einem Löffel Sonnenblumenöl und 1—2 Eßlöffel fein geschroteten Leinsamens, gut verrührt und schluckweise über Tag getrunken, eine Nahrung, die dem Körper in verträglicher Form die lebenswichtigsten Stoffe zuführt. Dazu Säfte und Tee wie vorstehend.

Nach langem Fieber und starker Abmagerung ist das erhöhte Eiweißbedürfnis des wieder gesundenden Körpers zu berücksichtigen. Der Ausgleich des Verlorenen wird rascher erfolgen, wenn dem Körper ein reichliches Angebot an Basen und Ergänzungsstoffen geboten wird.

Erschöpfungszustände

Bei allen Erschöpfungszuständen hat sich auch stets der Saft der roten Beete (als sehr mineralstoffreich und stark basisch) bis zu $^1/_2$ l täglich getrunken, und das 6 Wochen lang, bewährt. Dazu täglich 2—3 Teller Sojasuppe mit einer reichhaltigen Salatplatte.

Vorschlag zur Zubereitung einer Sojasuppe.

1—2 mittlere Zwiebeln kleinschneiden, in etwas Fett goldgelb dünsten, mit gut $^1/_4$ l Wasser löschen, ca. 3 Eßlöffel Sojamehl mit 1 Löffel Weizenmehl in einer Tasse Wasser glattrühren und dem kochenden Zwiebelwasser langsam einrühren. Eine Messerspitze Salz, dazu

Gewürzkräuter nach Belieben (Petersilie, Thymian, Majoran, Liebstöckel, (Maggi) und sonstige Suppengewürzkräuter hinzutun und ca. 8 Minuten bei kleiner Flamme kochen lassen und immer wieder umrühren. Der fertigen Suppe ein nußgroßes Stück Butter zufügen. Dazu eine reichhaltige Salatplatte.

Während der Genesung haben sich bestens bewährt: Haferstroh und Riegelteebäder mit verstärktem Zusatz von Ringelblume und Lavendel (siehe „Das Mineralstoffbad"). Ebenso der mit Ringelblumen und Lavendel verstärkte Riegeltee, 2—3mal täglich 1 Tasse Tee, frisch zubereitet zu trinken.

Die Stellung unserer Kur in der Therapie

Sie soll am Beispiel des Diabetes skizziert werden. Wenn wenigstens Nahrung, Verdauung, Gymnastik, Wandern, Sauerstoffzufuhr — so wie es hier beschrieben wurde — gegeben sind,
wenn eine Entfettung vorgenommen wird und
wenn die Leisenkur mit Tee und Baden die Schlacken mit Lanthan, Sulfur, Zink und Chrom aus den Geweben beseitigt haben, dann darf eine volle Beseitigung des Diabetes erwartet werden (sofern und soweit die Zellen in der Bauchspeicheldrüse nicht zerstört sind). Wir sehen, daß eine Reihe von Voraussetzungen erfüllt sein müssen, wenn das Ziel erreicht werden soll.

Unsere Kur ist eine Voraussetzung unter anderen. Wenn eine davon nicht gegeben ist, dann wird das Ziel nicht oder weniger vollständig erreicht. Auch dann nicht, wenn unsere Kur noch so gewissenhaft durchgeführt wird.

Unsere Kur ist auch kein Zigarettenautomat, in den man oben ein Geldstück einwirft und unten eine Pakkung herauszieht. Sie verlangt diszipliniertes Handeln und Geduld bis zum Ziel.

Teil II

Tabelle der chemischen Kürzungen, Register und Pflanzentabellen

Die Kürzungen für die chemischen Elemente

Name des Elementes	Kürzung	Name des Elementes	Kürzung
Aluminium	Al	Kobalt	Co
Antimon	Sb	Lanthan	La
Argentum	Ag	Lithium	Li
Arsen	As	Magnesium	Mg
Aurum	Au	Mangan	Mn
Bismuth	Bi	Merkur	Hg
Cadmium	Cd	Natrium	Na
Caesium	Cs	Niccolum	Ni
Calcium	Ca	Nitrogen	N
Cerium	Ce	Osmium	Os
Chlor	Cl	Oxygenium	O
Chrom	Cr	Phosphor	P
Cuprum	Cu	Platin	Pt
Erbium	Er	Plumbum	Pb
Ferrum	Fe	Rubidium	Rb
Fluor	F	Samarium	Sm
Germanium	Ge	Selen	Se
Graphit	Gra	Silizium	Si
Hafnium	Hf	Stannum	Sn
Hydrogenium	H	Sulfur	S
Indium	In	Vanadium	V
Iridium	Ir	Wolfram	W
Jod	J	Zinkum	Zn
Kalium	K	Zirkon	Zr

Das Krankheitsregister mit Nennung der verdichteten chemischen Elemente

Krankheitsbilder und Symptome	**Elemente**
Adipositas, Fettsucht	Sn, Cr, **Ni, Sb,** J
After: Bluten, Jucken, Knoten, Schmerzen, Entzündung (auch Hämorrhoiden), Analfissur	**Gra,** Bi, **S,** Zn, As, Fe, **Pb,** Sm, **Sb, Hg** K, Na. Cl
Akne rosacea	**S, Sb, Si**
Anämie: s. Blut	
Anaemia Perniciosa: s. Blut	
Angina Pectoris: s. Herzkrampf	
Angina Tonsillaris — Mandelentzündung	**Ag, Au, Hg, Cr, Li,** Ca, Zn, **Sb,** Cu, Si, P, V
Apoplexie: s. Schlaganfall	
Appetitlosigkeit: s. Magen	
Arteriosklerose — Gefäßverkalkung	**V,** In, **J,** Pb, Er
Arthrosis deformans	**Li, Cs,** Mg, **Cr, Sn, Hg, Ce,** Cu, Ca, P, **Pt**
Arthritis	**Li,** Ca, Mg, **Cr, Sn, Hg, Ce, Cs**
Asthma bronchiale	**Zn, Mg,** S, Cu, **Au, Sb, Sn**
Augen: Lidrandentzündung, Lidzucken, Gerstenkorn	**Zn,** S, P, **Cu, Si,** Mg, **Hg**
Minderung der Sehschärfe, Übermüdung, Lichtempfindlichkeit, Augennervenschwäche, Schielen	**Ir, Rb, Na, Ag, Zn**
Bindehautentzündung	**Hg, Li,** Ca, **Zn, Ir, Si, Cu**
Hornhautentzündung	**Sb, As,** Zn, Si, **Sn, Cr,** P, **Hg**
Basedowsche Krankheit, Hyperthyreose: s. Schilddrüse	
Bauchfellentzündung	**Sb, Cr,** Cu, Zn, **Hg,** Si, Mg
Bauchspeicheldrüsenstörung	**Ag, S, La,** Zn, As, **Pb,** Fe, Sm
Entzündung	**Ag, Au, Zn,** Mg, Cu
Diabetes und Zucker	
Bauchwassersucht	K, **Sb, Cd,** Zn, **V,** In, **Sn,** Cr
Beine: Krampfadern	As, **Pb,** Sm, Fe, Zn, **V,** In
Unterschenkelgeschwüre Ulcus cruris	**Hg, Pt,** Si, **S, Sn, Cr,** As, **Pb,** Sm, Fe

Krankheitsbilder und Symptome	**Elemente**
Bindegewebe- und Muskelschwäche	**Al, F, Si**
Blähungen — Meteorismus: s. Darm	
Blase: Bettnässen	**Sn, Cr,** Cu, Au, Mg, P, Fe, **Sb,** F
Lähmung	**V, In**
Krampf	**Cu, Mg, Hg**
Katarrh, Entzündung mit Harnsperre oder Harnträufeln	**Li,** Cs, **Hg, Cr, Cu,** Mg, Na, K, P, **As, Sb,** Zn
Blut: Anämie, Blutarmut	**Fe,** P, **Mg, Cl, As,** Zn
Anaemia Perniciosa	**Fe,** As, **Pb, Ge,** Sm, Zn, P, **Mn,** Co
Chlorose, Bleichsucht	**Sb,** Na, Co, Mn, **Cu, Fe**
Leukämie	**Fe, Sb,** Co, Mn, Cu, **As,** Pb, **Ge,** Sm, Zn, P
Lymphogranulomatose	**Fe,** As, **Ge, Pb,** Sm, Zn, **Sb, Cr, Sn,** P
Blutzucker	**Zn, La, S**
Blutandrang zum Kopf	**Sn, Zn**
Brachialgia Paraesthetica nocturna: s. Hände	
Bronchitis, akut	**Hg, Cr, Sb, Li,** Sn, Zn, Mg, Cu
chronisch	**Sn, Cr, Sb,** Cu, Zn, As, **Pb**
Cerebralsklerose	**V, In,** J, K, Zn, Au
Chlorose: s. Blut	
Coronarinsuffizienz: s. Herzkranzgefäße	
Coronasklerose: s. Herzkranzgefäße	
Cystitis acuta: s. Blasenentzündung	
Darm: Blähungen — Meteorismus	**Bi,** Cl, Na, **Gra,** Os
Durchfall — Diarrhoe	Gra, **As,** Sm, Zn, **Sb**
Erweiterung	**Al, Cr,** F
Geschwüre, Ulcus Duodeni	As, **Pb,** Fe, Sm, Zn, Cl, **W,** Os
Katarrh und Grippe	**Li,** Cs, **Cr, Hg,** Zn, Gra, Na, Cl, **As, Sn, Sb,** K
Krämpfe	**Sm, Cu, Mg, Zn**

Krankheitsbilder und Symptome	Elemente
Verstopfung, Obstipation	**Zn, S, Au,** Cu, Bi, Gra, Na
Depressionen: s. geistig-psychische Merkmale	
Diabetes mellitus: s. Zucker	
Diphtherie	**Hg, Sn, Cr,** P, Zn, Si
Drüsenschwellung	**Sb,** Ce, Zn, P, **Cr,** As, **Pb,** Ca, **Sn**
Durchblutungsstörungen, periphere	**As,** Fe, Pb, Sm, **Zn, V, Sn,** P, **Si, Cu, Mg**
Einschlafen der Hände und Füße	**Si, Mg,** P, Ca, **Cu**
Ekzem	**S,** Si, Cu, **Sb, As,** Gra, **Cr, Sn**
Embolie und Thrombose	**V, In,** Cu, K, F, **Zn**
Entzündungen:	
Augen, Bindehaut	**Hg, Li,** Cs, **Zn, Si, Cu,** Ir
Augen, Lidrand und Gerstenkorn	**Zn,** P, **Cu, Si,** Mg, Hg, S
Augen, Hornhaut	**Sb, As,** Zn, Si, **Sn, Cr,** P, Hg
Bauchspeicheldrüse	**Ag, Au,** Zn, Mg, Cu
Bauchfell	**Sb, Cr,** Cu, Zn, **Hg,** Si, Mg
Blase	**Li,** Cs, **Hg, Cr, Cu,** Mg, Na, K, P, **As, Sb,** Zn
Brustfell, Rippenfell	**Li,** Cs, **Hg, Cr,** Cu, Mg, **Sb,** Zn
Finger und Zehen	**Pt,** S, Zn, **Cu, Sn, Li,** Cs, Mg, **As, Hg**
Gelenke	**Li,** Cs, **Hg, Cr, Sn,** Mg, **Ce,** Cu, Zn
Gallenblase und Leber	**S, Mg,** Cu, Zn, **Hg, Li,** Cs, **As, Au**
Kiefer- und Stirnhöhlen	**Li,** Cs, **Hg, Cr, Cu,** P, **Sb,** Na, Si
Kehlkopf	**Li,** Cs, **Hg, Cr, P, J,** Si, S, Zn
Luftröhren-Bronchitis	**Li,** Cs, **Hg, Cr, Sb,** Zn, Mg, Cu
Lungen	**Sb, P,** Zn, **Li,** Ca, **Hg, Cr**
Mandel-Tonsillitis, Angina	**Ag, Au, Hg, Cr, Li,** Cs, Zn, Si, P, **Sb,** Cu
Mastdarm	Gra, Bi, **S,** Zn, **As, Pb,** Sm, **Sb,** Na, Cl, K
Mundschleimhaut	**Li,** Cs, **Hg, Cr,** Zn, **Sn,** P, Cu, Si, **As**
Nerven — Neuritis	**Li,** Cs, **Hg, Cr, Mg, Cu, Sn, Si**
Nieren	**Li,** Cs, **Hg,** Cr, P, Mg, Cu, Zn, Na, K, **Sb**

Krankheitsbilder und Symptome	Elemente
Schnupfen	**Hg, Li,** Cs, **P, J**
Sehnenscheiden	**F, Cu, Hg, Mg**
Enuresis nocturna: s. Blase	
Epilepsie	**Cr, Zn,** Sm
Erfrierungen	**Pt,** Mg, P, Si, **Li,** Cs
Erkältungen	**Li,** Cs, **Hg, Cr**
Erschöpfung: s. Nerven, Neurasthenie	
Exsudative Diathese	Ca, P, **S, Si, Sb, J, Hg**
Fettsucht: s. Adipositas	
Fieberanfall bei Kleinkindern	**Zn**
Finger- und Zehenentzündung: s. Entzündungen	
— Umlauf	**Si, Hg, Cr, Sn, As, Sb,** Zn
Flechten — Lichen ruber planus	**S, Si,** P, As, Cr, **Sn, Sb**
Fluor albus — Weißfluß	**Se,** Sn, **Zn, Sb, Hg,** Cr
Frostbeulen	**Pt**
Furunkulose — Geschwüre	**Ag, Au,** Si, **Sb, Cr, Pt, Sn,** Zn, S, **Hg, As,** Pb
Gallenleiden: s. Leber, Galle	
Gangrän: s. Durchblutungsstörung	
Gastritis acuta et chronica: s. Magen	
Gedächtnisschwäche	**P, Zn, K, Mg,** Si, V
Gehirn: Erschütterung	**Hf, Zn, Mg, Cu, P**
Schlag	**V, In, P,** Ca, Au, K, J, Zn
Gleichgewichtsstörung	**Zn, Ni,** N, **P**
Geistig-psychische Merkmale	
Angst, Sorge	**Ag, Au,** Zn, **Sn,** S
Depressionen — Melancholie	**Sn, Au, Ag,** Zn
Größenwahn	**Pt**
Hysterie, Globus hystericus, Nagel-Kopfschmerz, nervöses Rülpsen, Meteorismus	**Sn, Au, Zn,** Cu, Bi, Na
Halluzinationen	**Sn,** P
Fixe Ideen	**Sn, Au,** Ag
Menschenscheu	**Sn, Au,**
Mondsucht	**S, P**

Krankheitsbilder und Symptome	Elemente
Schreckhafte Träume, Platzangst, Selbstmordgedanken	**Sn, Au,** Cu, P, **Ag**
verbittert, verärgert, tückisch, menschenscheu,	**As,** Mg, **Au,** Zn, **Cr**
Überanstrengung (geistig)	**Ni, P, Zn,** Mg, Cu, K, **Sn, Ag**
Verfolgungswahn	**Sn**
Gelbsucht: s. Leber, Galle	
Gelenkentzündung: s. Entzündungen	
Gerstenkorn: s. Auge	
Geschwulst und Knoten, gutartig	**Sb,** As, **Pb,** Fe, Zn, Al, J, Hg, Cu
Geschwüre: s. Magen oder Darm oder Furunkulose	
Gicht	**Li,** Cs, **Hg, Sn, Cr,** Mg, **Ce,** Cu
Grippe	**Li,** Cs, **Sb, Cr, Hg,** Zn, P, Fe, Sn
Gürtelrose — Herpes zoster	Zn, **Cr, As,** S, Mg, Cu, P, **Hg**
Haarausfall	**Si,** Zn
Hämorrhoiden	**Gra,** Bi, **S,** Zn, As, Fe, **Pb,** Sm, **Sb,** Na, K, Cl
Hände einschlafen	**Si,** Mg, P, Ca, Cu
Haut: Flechten, Schrunden, Ausschlag, Jucken, Brennen, Milchschorf, Nesselausschlag	**Si, S, Sb, As,** Zn, Na, Cl, K, Ca, Cu
Insektenstiche	**Sn**
Pusteln	J, Cu, As, Sn
Heiserkeit: s. Laryngitis	
Herpes zoster: s. Gürtelrose	
Herz: Angina Pectoris, Krampf	**Er, Zn, Cu, Mg,** V, In, **Au,** Ag
Arhythmia absolut. Unruhe	**Zn, Au, J**
Myocardschaden, Muskelschwäche	**F,** Al, K
Asthma cardiale	In, **Er,** Zn, **J,** Au, **Mg**
Herzkranzgefäße: Coronarinsuffizienz	**Er,** In, **Zn,** Mg, Cu, P
Coronarsklerose	V, **In, Er,** Zn
Heuschnupfen	**Cr,** P, Zn, Cu
Hexenschuß — Lumbago	**V,** In, Mg, **Sm,** F, **Hg**
Hirnhautreizung	**Hg, Zn,** Cu, **Cr,** Mg, **P, Li,** Cs, Na
Husten	**Li,** Cs, **Hg, Cr,** Mg, Zn

Krankheitsbilder und Symptome	**Elemente**
Keuchhusten	**Hg, Cr, Cu,** P, **Mg, Zn, Sm**
Hypertonie	**V,** In, Eb, Au, **Ag**
Hypotonie	**Zn,** K, P, F
Hyperthyreose: s. Schilddrüse	
Hypothyreose: s. Schilddrüse	
Insektenstiche: s. Haut	
Intercostalneuralgie — Zwischenrippenneuralgie	**Hg, Cu, Mg, Sn, Li,** Cs
Ischias	**Li,** Cs, Cu, **Mg, Sn, Hg, S, Ce,** As
Jucken — Prurigo und Pruritus	
Altersjucken, After, Scheide	Gra, Bi, **S, Zn,** As, Sb, Cu, **Pt**
Kehlkopfkatarrh: s. Laryngitis	
Keuchhusten: s. Husten	
Kiefer- und Stirnhöhlenkatarrh: s. Entzündungen	
Kinderlähmung	**Sn,** Sm, V, **In,** P, Si, Mg, Cu
Klimakterium — Wechseljahrsbeschwerden	**Sn, Ni, J, S,** As, Fe, **Au, Zn,** Er, Sb, Na
Knochen: Brüche, Risse	**Ca, F,** P, Si, Zn
Brüchigkeit	**Pt,** P, K
Rachitis	**Sb, Ca,** P, **Ce,** Fe, F, Cu, Mn
Tuberkulose	Ce, **Sb,** Fe, Zn, **Si,** P, F, Ca
Hautentzündung	**Ce,** Sb, Cu, Mg, P, Si, **Hg,** Cr
Kopfekzem: s. Ekzem	
Kopfschmerzen, allgemein	**Sn,** K, **P,** Fe, **Zn, Ni, Ag,** Au, Cu, Mg, V, Ca, Cl, J
Kopfschmerzen, Erkältung	**Li,** Cs, **Hg, Cr**
Krampfadern — Varizen	**V,** In, **Pb,** As, Fe, Sm
Krämpfe: Herzkrampf	**Er, Zn, Cu, Mg,** V, In, **Au,** Ag
Asthma, Bronchialkrampf	**Zn, Mg,** S, Cu, **Au, Sb, Sn**
Blase	**Cu, Mg, Hg**
Darm	**Sm, Cu, Mg, Zn**
Gesicht	**Zn, Hg, Mg, Cr**
Stimmritzen	**P, Si,** Mg, Zn, Cu
Gehirn	**Sm, Ni, Zn, Cu,** Mg, P
Leber, Galle	**Sm,** As, Cu, **Mg,** Zn
Magen	**Sm,** Cu, Mg, **Zn,** S, **Au**
Muskel	Ca, **F,** Zn, P, **Cu, Mg, V,** In
Waden	**V,** In, **Mg, Cu,** Sm, P, Si

Krankheitsbilder und Symptome	Elemente
beim Zahnen der Kinder	**Zn, Cu,** Mg, **J**
Krebs	**Ge, Pb, As,** Fe, Sm, Zn, **Sn**
Kreislaufinsuffizienz	**Zn,** Au, Er, In
Kreuzschmerzen	**Sn, F, Mg, Cu,** Zn, Ca, Si
Kribbeln — Ameisen, Kribbeln in Händen und Füßen	**Si,** Ca, Mg, P, **Cu**
Kropf	**J,** Zn, F, **Ca,** Sb
Lähmung: Blase	**V, In**
Facialis	**V, In, Mg**
bei Gehirnschlag	**V, In, P,** Ca, Au, K, J, Zn
Kinderlähmung	**Sn,** Sm, V, **In,** P, Si, Mg, Cu
Schüttellähmung	**Cr,** Cd, Pt, V, **In**
Laryngitis — Kehlkopfkatarrh, Heiserkeit	**Hg, Cr, Li,** Cs, **P, J,** Si, S, Zn
Leber, Galle:	
Leber-, Gallenfunktionsstörung	Zn, **S, Sb, As, Ag**
Leberzirrhose	**Cd,** Cr, **Pb,** As, Sm, Fe, **Ge, S,** Bi, Cl, Zn
Leber- und Gallenblasenentzündung	**S, Mg,** Cu, Zn, **Hg, Li,** Cs, **As,** Au
Gallenkolik	**Co, Cu, Mg,** Sm, P
Gelbsucht	As, Fe, **Pb,** Sm, **S,** Sn, Na, K, **Au,** Zn, Cu
Leber-, Gallenblasenkrampf	**Sm,** As, Cu, **Mg,** Zn
Leukämie: s. Blut	
Lichen ruber planus: s. Flechten	
Luftröhrenkatarrh: s. Bronchitis	
Lumbago: s. Hexenschuß	
Lungen-Tuberkulose	**Sb,** P, J, **Si,** S, Zn, As, Au, **Ag**
Lungen-Entzündung	**Li,** Cs, **Hg, Cr,** Zn, **P, Sb**
Lupus vulgaris: s. Tuberkulose, Haut	
Lymphdrüsen-Schwellung, -Entzündung	**Sb, As, Pb,** S, Na, P, **Cr,** Li, Cs, **Hg, Si,** Zn
Lymphogranulomatose	**Ge, Pb,** As, Fe, Sm, Zn, **Sb, Cr, Sn,** P
Magen: Erweiterung	**F, Al,** Zn
Erbrechen	**Au, Zn,** Cu, **S, Sb, As,** Na

Krankheitsbilder und Symptome	**Elemente**
Sodbrennen, Aufstoßen	**Sn, Au,** Cu, Bi, Na, **Zn,** Sb, **As**
Ekel, Appetitlosigkeit	**Na,** Zn, **Au,** S, **As,** Sb, Cu
Geschwüre — Ulcus ventriculi	**Pb,** As, Fe, Cl, **Sm,** Zn
Grippe	**Cr, Hg, Li,** Cs, Zn, **Sb**
Schleimhautentzündung, Gastritis	**Sb, Au,** Mg, **As, Hg, Cu, Zn**
Krämpfe	**Sm,** Cu, Mg, **Zn,** S, **Au**
Krebs	**Ge, Pb, As,** Sm, Fe, Zn, W, S
Mandelentzündung — Angina Tonsillaris	**Ag, Au, Hg, Cr, Li,** Cs, Zn, **Sb,** Cu, Si, P
Masern	**Sn, Cr,** Zn, Hg, Cu
Mastdarmentzündung	Gra, Bi, **S,** Zn, **As, Pb,** Sm, **Sb,** Na, Cl, K
Melancholie: s. Geistig-psychische Merkmale	
Meteorismus: s. Darm	
Migräne	**Zn,** K, P, **Mg,** Cu, **Cr, Sn**
Milchschorf: s. exsudative Diathese	
Milz	**Fe,** P, Cu, Mn, Co
Mumps — Ziegenpeter	**Cr,** P, **Hg,** Zn, Mg, Pb, Cu
Mundschleimhaut-Entzündung, Fäule	**Li,** Cs, **Hg, Cr,** Zn, **Sn,** P, **Cu,** Si, **As**
Muskelkrämpfe	Ca, **F,** Zn, P, **Cu, Mg, V,** In
Muskelrheumatismus: s. Rheuma	
Muskelschwäche	**F,** P, K, Cu, **Al**
Myocarditis: s. Herz	
Nachtschweiß	**Sb, Zn, Sn,** J, **Pt**
Nägel-Wachstumsstörungen	P, **Si,** F, **Ca, Gra**
Nasenbluten	**Na, Fe,** P, Si, **As**
Nasenpolypen	**Cr,** P, Si
Nerven: Entzündung — Neuritis	**Hg, Li,** Cs, **Mg, Cu, Sn, Si, Cr**
Nervöse Erschöpfung Neurasthenie	K, P, **Hf, Zn,** Cu, Mg, **Ni, Au, Ag,** As, Fe, **J,** F, Ca
Neuralgie, Trigeminus	**Cu, Sn, Hg, Mg,** Li, Cs, P, As, Ni
Lähmung	V, **In,** Mg, **Hg**
Nieren: Entzündung — Nephritis, akut	**Li,** Cs, **Hg, Cr,** P, Mg, Cu, Zn, Na, K, **Sb**

Entzündung — Nephrose, chronisch	Hg, **Cr,** As, **Pb,** Sn, Zn, **Au, Ag,** K, Na, **Sb,** P
Verkalkung	**V, In,** J, Au, Sb
Steine	**Co,** Zn, Cu, Mg, **Sb**
Tuberkulose	**Sb,** Ce, Zn, **Si, Ag**
Obstipation: s. Darm	
Ödeme — Wassersucht	
Cardiale	**Er, In, Zn, Sn,** F, As, P
Renale	**Sb,** Hg, Zn, As, **Sn,** K, Na, Cl, P
Ohren, Mittelohrentzündung	**Cr, Hg, Li,** Cs, Mg, Si, Zn, **Sn**
schwerhörig	**Cr, Cd,** Ce, **Pb,** Hg, Li, Cs, **V,** Cu, Mg, **Sn**
Rhagaden	Gra, **Sb,** S, P, Si
Rheuma: Muskel und Gelenk (Rheumatischer Formenkreis)	**Li,** Cs, **Mg, Cr, Sn, Hg, Ce,** Cu
Rhinitis: s. Schnupfen	
Rose: s. Gürtelrose	
Schilddrüse: Überfunktion	**J,** Zn, Cu
Unterfunktion	**J,** Zn, P, **Ca**
Kropf	**J,** Sb, F, Zn, **Al**
Schlaflosigkeit	**Au, Ag, Zn, Ni, Pt,** P, Mg, **Sn,** S, Cu, **J**
Schlaganfall — Apoplexie	**A, In,** P, Ca, Au, K, J, Zn
Schnupfen — Stirnhöhlenkatarrh	**Li,** Cs, **Hg, Cr, P, Sb,** Na, **J**
Schüttellähmung	**Cr,** Cd, Pt, V, **In**
Schweißdrüsenabszesse	**Si, Hg, Cr, Sn, S,** Zn, As, **Pb, Sb**
Schwindel — Vertigo	**Zn,** P, As
Sehnenscheidenentzündung	**F, Cu, Hg, Mg**
Speiseröhre: Schluckbeschwerden, nervöse	Cu, Mg, **Zn, Au**
Verengung	As, **Pb,** Fe, **Ge,** Sm, **Zn**
Entzündung	**Hg,** Cu, Mg, **Li,** Cs
Stimmritzenkrampf: s. Krämpfe	
Stirnhöhlenkatarrh: s. Schnupfen	
Thrombose: s. Embolie	
Tonsillitis: s. Mandelentzündung	
Trigeminusneuralgie: s. Nerven	
Tuberkulose der Drüsen, Haut, Schleimhaut, Nieren, Lunge,	**Sb,** Au, **Ag, Si,** Zn, S, J, As, **P**

Knochen	**Ce, Sb,** Ca, F, P, **Si,** Zn, Fe
Ulcus cruris, Unterschenkelgeschwüre: s. Beine	
Ulcus ventriculi et duodeni: s. Magen und Darm	
Umlauf: s. Finger	
Varizellen — Windpocken	**Cr,** Zn, Ag, Cu
Varizen: s. Krampfadern	
Vegetative Dystonie	**J, Zn,** P, **Pt, Au, Ni, Sn,** Mg, Cu, Sb
Verheilung, bessere Narbenbildung	O, H
Verkalkung: s. Arteriosklerose	
Verstauchungen, Sehnenzerrungen	**F,** Cu
Verstopfung: s. Darm	
Vertigo: s. Schwindel	
Wadenkrämpfe	**V,** In, **Mg, Cu,** Sm, P, Si
Wassersucht: s. Ödeme	
Wechseljahrsbeschwerden: s. Klimakterium	
Weißfluß: s. Fluor albus	
Windpocken: s. Varizellen	
Wunden, schlechtheilend, stinkend	**Ag, Au, S, Sb, As, Pb, Hg, Pt**
Zehenentzündung	**Pt, S,** Zn, Cu, **Sn,** Li, Cs, Mg, As, **Hg**
Ziegenpeter: s. Mumps	
Zucker — Diabetes mellitus	**S, La, Zn,** Cr, Pt, Au, Hf, J
Zwischenrippenneuralgie: s. Intercostalneuralgie	

Die Pflanzentabellen mit Nennung der verdünnten chemischen Elemente

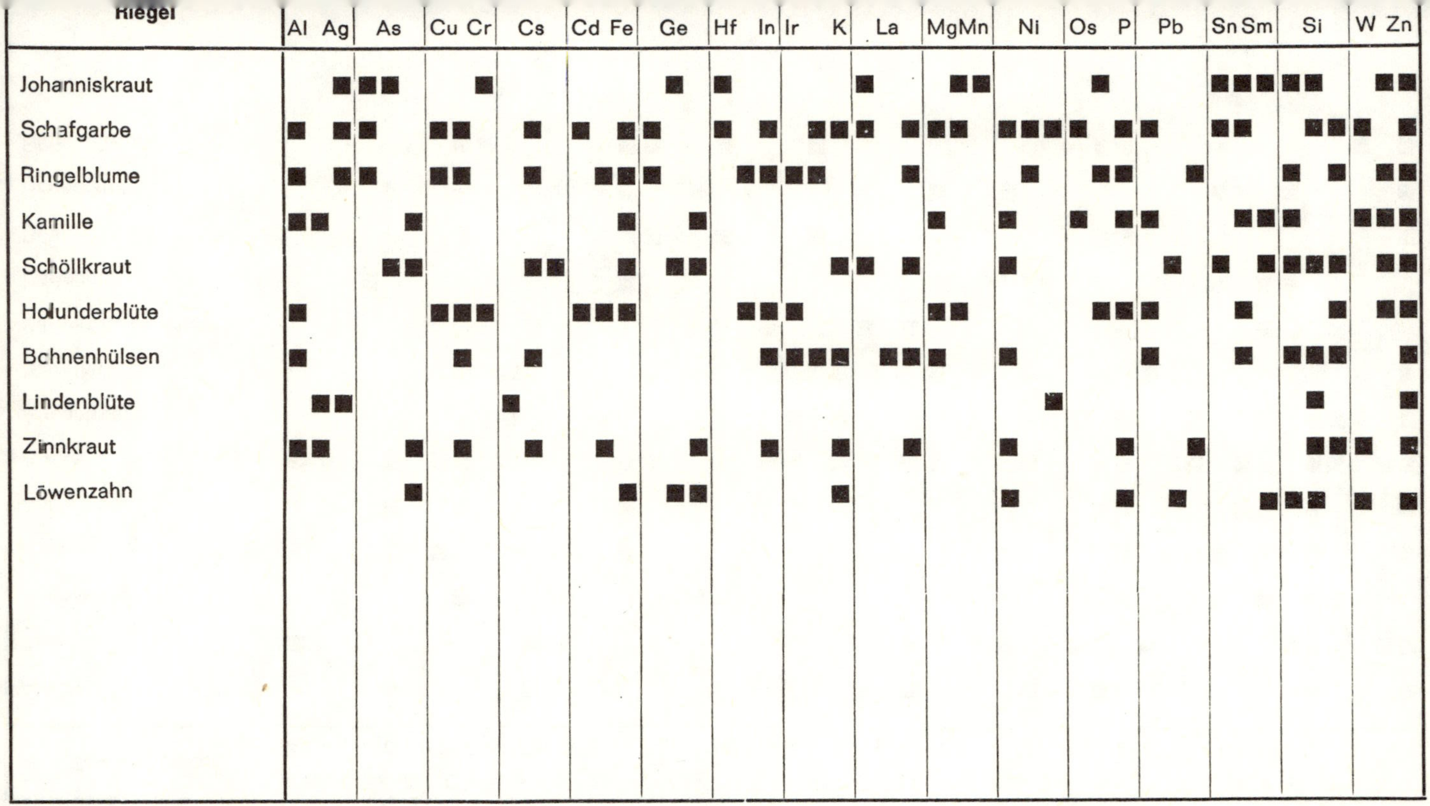
Riegel
Al Ag
As
Cu Cr
Cs
Cd Fe
Ge
Hf
In Ir
K
La
MgMn
Ni
Os P
Pb
Sn Sm
Si
W Zn
Johanniskraut
Schafgarbe
Ringelblume
Kamille
Schöllkraut
Holunderblüte
Bchnenhülsen
Lindenblüte
Zinnkraut
Löwenzahn

Tee und Bäder	Al	Sb	Ag	Au	As	Bi	Cu	Ca	Cr	Ce	Cs	Cl	Cd	Er	Fe	F	Ge	Gra	Hf	H	In	Ir	J	K	Co	La	Li	Mg	Hg	Mn	Na	Ni	N	Os	O	P	Pt	Pb	Rb	Sn	Se	Sm	S	Si	V	W	Zr	Zn
Akelei					■						■														■		■					■			■	■							■	■				■
Aloe	■										■																■				■			■			■						■				■	■
Angelikawurzel			■					■				■						■																		■				■		■		■	■			
Anis							■								■																■					■		■		■				■				■
Anserine	■				■			■							■																				■	■					■	■		■				■
Arnica	■				■		■	■							■	■					■			■			■	■				■			■	■			■		■	■		■	■		■	■
Augentrost										■				■							■	■		■			■									■			■					■	■			■
Baldrian										■														■				■									■											■
Bärentraubenblätter											■										■				■		■															■			■			
Bärlapp				■											■																									■		■	■					
Beinwell								■							■	■			■				■												■	■												■
Benediktenkraut					■										■			■										■			■									■			■					■
Bibernellwurzel								■	■						■	■			■				■												■	■										■		■

Birkenblätter				■				■			■	■			■	
Bitterklee			■	■	■	■			■		■	■			■■	■
Blasentang	■	■			■		■					■	■	■	■	
Bockshornklee	■				■	■		■			■	■■		■■	■■	■
Borretsch	■			■	■■			■	■	■■	■	■	■	■	■■	■■
Buchkraut							■			■		■■			■■	■
Diptam	■				■■	■■				■		■	■	■	■■	■
Dornschlehe			■	■			■	■			■	■			■	■
Ehrenpreis		■			■	■						■■		■		■■
Elischwurzel	■■		■■		■			■								■■
Eisenkraut			■		■			■		■	■	■■				■■
Enzian				■	■			■■	■		■■				■■	
Faulbaumrinde		■	■		■	■				■	■■			■	■	■
Fenchel			■		■		■	■					■	■	■■	■
Fetthenne	■	■	■	■	■	■			■	■	■	■■			■■	■
Frauendistel	■		■	■■	■	■			■	■	■■■	■	■	■	■	■

Tee und Bäder	Al	Sb	Ag	Au	As	Bi	Cu	Ca	Cr	Ce	Cs	Cl	Cd	Er	Fe	F
Frauenmantel	■						■	■						■	■	■
Ginster				■										■	■	
Gnadenkraut			■	■										■		
Goldrute								■	■		■			■	■	
Gundelrebe					■		■	■							■	
Hagebutte	■						■			■				■	■	■
Hanf			■									■			■	
Hauhechelwurzel		■										■				
Hauswurz							■								■	
Heidelbeerblätter									■							
Hirtentäschel	■								■					■	■	
Hohlzahn				■											■	■
Hopfenblüte			■													
Huflattich			■												■	
Isländ. Moos															■	

Tee und Bäder	Ge	Gra	Hf	H	In	Ir	J	K	Co	La	Li	Mg	Hg	Mn	Na	Ni
Frauenmantel							■	■			■	■				
Ginster					■		■									
Gnadenkraut							■									■
Goldrute											■				■	
Gundelrebe			■					■								
Hagebutte					■	■					■	■			■	
Hanf		■														
Hauhechelwurzel				■												
Hauswurz		■					■								■	■
Heidelbeerblätter												■			■	
Hirtentäschel								■				■			■	
Hohlzahn															■	
Hopfenblüte												■				
Huflattich								■							■	
Isländ. Moos							■	■			■					

Tee und Bäder	N	Os	O	P	Pt	Pb	Rb	Sn	Se	Sm	S	Si	V	W	Zr	Zn
Frauenmantel			■	■	■				■						■	■
Ginster	■			■	■											■
Gnadenkraut			■	■				■	■			■			■	■
Goldrute			■				■		■			■				■
Gundelrebe		■		■					■		■				■	■
Hagebutte				■			■	■					■			■
Hanf	■			■				■				■				■
Hauhechelwurzel	■										■				■	
Hauswurz								■								■
Heidelbeerblätter	■			■		■										
Hirtentäschel												■				
Hohlzahn				■				■				■				■
Hopfenblüte			■							■	■	■				■
Huflattich				■				■			■	■				■
Isländ. Moos				■							■	■				■

Lavendel		■	■	■					■		■			■	■			■	■			■					■	■									■			■						■			■
Leinsamen									■							■		■		■			■			■						■	■							■	■		■	■				■
Liebstöckel	■					■		■	■							■															■	■				■				■						■			■
Löwenzahn						■									■		■	■						■					■					■		■				■	■	■		■		■
Lungenkraut							■								■								■					■			■				■	■					■					■			■
Malve					■		■								■								■					■			■				■	■			■			■					■			■
Meisterwurz						■	■						■				■																			■						■					■
Melisse	■									■															■	■							■				■						■
Mistel	■			■		■			■						■		■	■						■				■			■	■		■								■	■			■	■	■
Odermennig			■						■						■									■				■	■					■											■	■
Pfefferminz																								■				■											■		■	■					■
Pfingstrose					■			■			■						■						■			■	■			■			■	■	■		■						
Rainfarn		■				■					■			■			■						■							■		■	■							■	■	■	■	■		■		■
Raute	■					■				■	■			■	■				■	■		■	■				■	■				■					■			■	■						■		■	■
Rosmarin			■			■		■			■						■									■								■	■								■			
Salbei																						■						■			■			■							■	■	■				■
Schlüsselblume	■		■			■									■			■												■			■	■	■					■			■			■		■

Tee und Bäder	Al	Sb	Ag	Au	As	Bi	Cu	Ca	Cr	Ce	Cs	Cl	Cd	Er	Fe	F	Ge	Gra	Hf	H	In	Ir	J	K	Co	La	Li	Mg	Hg	Mn	Na	Ni	N	Os	O	P	Pt	Pb	Rb	Sn	Se	Sm	S	Si	V	W	Zr	Zn
Sonnentau	■				■	■		■	■						■								■					■			■	■			■	■								■				■
Spitzwegerich	■	■				■	■			■		■			■	■		■			■		■		■			■			■	■				■			■	■	■			■	■		■	■
Stiefmütterchen	■	■		■	■		■				■									■	■						■			■	■			■		■	■		■				■	■	■	■	■	■
Storchschnabel									■					■																					■	■							■					■
Taubnessel	■																										■					■						■		■	■		■	■				
Tausendgüldenkraut	■					■	■	■							■	■								■			■	■				■		■		■			■	■						■		■
Tormentilla-Blutwurz															■		■				■			■					■							■							■	■	■			■
Wacholderbeeren	■	■									■				■	■																				■									■			■
Waldmeister					■										■													■							■	■		■				■					■	■
Walnußblätter						■	■		■			■			■		■						■	■				■			■				■	■					■		■	■			■	■
Wegwarte		■					■			■																		■	■						■	■				■				■				
Weidenrinde					■						■							■			■			■			■		■							■									■			
Weißdorn							■				■			■							■						■						■			■							■					■
Wermut	■											■			■									■				■			■				■	■							■		■			■
Wollkraut	■			■	■							■																■			■				■	■							■					■
Zaunrübe	■	■				■									■												■		■			■	■	■														

Gewürzkräuter	Al		Ag		As		Cu		Cr		Cs		Cd		Fe		Ge		Hf		In	Ir		K		La		Mg		Mn		Ni		Os		P		Pb		Sn		Sm		Si		W		Zn
Anis							■								■																■					■	■							■				■
Basilikum						■	■	■				■						■													■	■	■		■							■		■				■
Bohnenkraut				■	■	■	■	■			■				■												■				■					■		■					■			■		
Borretsch		■									■			■	■									■			■		■	■	■				■				■	■			■	■			■	■
Fenchel									■		■				■					■							■										■					■	■	■				■
Knoblauch	■					■	■	■			■	■		■							■		■				■		■		■		■	■	■	■					■		■	■	■			■
Kümmel							■	■							■						■																				■		■		■		■	■
Liebstöckel	■				■			■							■																■	■			■			■						■				■
Majoran						■			■						■									■		■		■			■				■	■							■					
Muskatnuß										■					■												■					■	■			■				■				■			■	■
Petersilie	■				■										■									■							■	■												■				
Pfefferkörner						■						■			■														■		■	■		■	■	■						■		■		■		
Rosmarin			■			■		■			■							■									■								■	■								■				
Schnittlauch	■	■				■		■		■																					■				■	■												■
Senfkörner					■			■				■			■													■			■		■	■		■										■		
Thymian		■									■				■								■				■	■			■					■										■		
Zwiebel							■		■		■		■											■			■	■								■	■						■					■

Nur für Bäder	Al	Sb	Ag	Au	As	Bi	Cu	Ca	Cr	Ce	Cs	Cl	Cd	Er	Fe	F	Ge	Gra	Hf	H	In	Ir	J	K
Brennnessel					■		■				■				■									
Eichenrinde											■			■	■						■			
Efeu	■														■		■							■
Fichtennadel	■	■					■	■		■	■										■	■		■
Farnkraut							■				■												■	■
Haferstroh	■	■		■						■				■										
Roßkastanie											■					■	■		■					
Meerzwiebel	■							■						■	■					■				■
Thuja								■	■															■
Immergrün	■																							■

Nur für Bäder	Co	La	Li	Mg	Hg	Mn	Na	Ni	N	Os	O	P	Pt	Pb	Rb	Sn	Se	Sm	S	Si	V	W	Zr	Zn
Brennnessel			■	■								■							■	■				■
Eichenrinde			■										■					■	■		■			■
Efeu											■	■				■	■							
Fichtennadel			■								■	■	■		■		■			■	■			■
Farnkraut			■	■								■								■				
Haferstroh				■								■								■				■
Roßkastanie			■								■	■						■	■	■				
Meerzwiebel							■				■									■				■
Thuja				■				■			■		■							■			■	
Immergrün												■		■				■				■		

Gemüse	Al	Sb	Ag	Au	As	Bi	Cu	Ca	Cr	Ce	Cs	Cl	Cd	Er	Fe	F	Ge	Ga	Hf	H	In	Ir	J	K	Co	La	Li	Mg	Hg	Mn	Na	Ni	N	Os	O	P	Pt	Pb	Rb	Sn	Se	Sm	C	Si	V	W	Zr	Zn
Blumenkohl								■	■				■		■													■			■				■	■		■						■			■	■
Bohnen, dicke					■			■									■							■							■			■		■		■						■		■	■	
Bohnen, grüne	■						■				■		■		■					■	■		■	■	■	■	■		■		■	■				■	■				■		■	■	■			
Erbsen, grüne						■	■	■							■													■					■															■
Kartoffel	■			■	■	■		■																■				■			■					■												
Kohlrabi					■										■			■						■				■			■		■			■												■
Lauch		■	■			■				■					■									■				■			■	■	■			■					■	■						
Möhren	■														■								■	■				■			■		■			■							■	■				
Paprikaschoten							■					■				■			■					■					■		■										■							■
Rettich, weiß	■		■		■	■			■			■	■		■			■						■	■			■							■	■	■						■	■			■	■
Rosenkohl						■									■																■		■					■					■	■				■
Rotkohl						■		■				■				■				■						■					■		■	■	■						■		■	■		■		
Sojabohne								■							■				■					■	■			■	■	■	■		■							■	■		■				■	■
Spinat															■															■			■															■
Weißkohl	■	■						■					■	■	■		■																															■
Salate																																																
Kopfsalat					■							■			■	■								■							■					■												■
Endiviensalat			■					■																			■				■													■				
Feldsalat	■														■												■				■			■		■								■				
Gurke	■					■						■			■						■	■		■							■		■			■									■		■	
Rote Beete					■			■			■			■	■		■						■		■		■	■			■					■						■	■	■				■
Tomate	■							■							■								■							■	■	■	■	■	■									■				
nur d. Schale negativ																																																

Obst	Al	Sb	Ag	Au	As	Bi	Cu	Ca	Cr	Ce	Cs	Cl	Cd	Er	Fe	F	Ge	Gra	Hf	H	In	Ir	J	K
Apfel											■	■			■			■	■				■	■
Apfelsine				■			■	■							■				■					■
Birne								■							■				■					■
Erdbeere				■											■								■	■
Himbeere			■		■										■		■						■	■
Pfirsich	■						■								■				■					
Pflaume	■						■		■						■	■								■
Sauerkirsche	■							■	■						■								■	■
Schwarze Johannisbeere	■							■	■		■		■		■								■	
Trauben	■		■					■			■			■							■			■
Zitrone	■					■		■	■		■		■										■	■

Obst	Co	La	Li	Mg	Hg	Mn	Na	Ni	N	Os	O	P	Pt	Pb	Rb	Sn	Se	Sm	S	Si	V	W	Zr	Zn
Apfel			■				■				■	■							■	■			■	■
Apfelsine									■		■	■	■			■								
Birne							■					■					■						■	■
Erdbeere						■	■				■	■	■											■
Himbeere							■				■	■								■			■	■
Pfirsich				■		■					■	■											■	■
Pflaume							■													■				
Sauerkirsche							■					■								■				■
Schwarze Johannisbeere			■				■	■				■	■		■				■	■				
Trauben	■		■			■	■					■							■		■			
Zitrone	■		■				■			■	■	■	■										■	■

Teil III

1.
Die allgemeine Kur und die spezielle Kur

Die allgemeine Kur

Der zuckerkranke Patient, über den wir berichteten, hatte zu Beginn der Diabeteskur noch zwei weitere Übel: der untersuchende Arzt stellte eine ziemlich schwere Störung der Leber und eine Arthritis fest — einen Schwund des weichen Bindegewebes an beiden Köpfen des Hüftgelenkes, wie die Röntgenaufnahme zeigte.

Im Verlauf der Kur, nach einigen Monaten, waren auch diese beiden Übel verschwunden. Während der Kur trat noch Ischias auf und verschwand wieder vor dem Ende der Kur.

Bircher-Benner zeigt in seiner Schrift „Rheuma und Arthritiskranke" (B.-B.-Verlag, Zürich-Erlenbach) an einem Beispiel ausführlich, wie das Bindegewebe bei einer Frau mit einer besonders schweren Arthritis im Lauf eines Jahres unter dem Einfluß seiner Kost, die der Faustregel ungefähr entsprach, sich regenerierte. Grundsätzlich die gleiche Kost gehörte zu unserer Kur, und da hatte sie die gleiche Wirkung.

Wir hatten bei Versuchsreihen festgestellt, daß bei Arthritiskranken die chemischen Elemente Lithium, Caesium, Chrom, Stannum, Merkur, Cerium und Kalk gestört sein können. So gaben wir dem Patienten im Bad und Trank den erwähnten „Riegel". Er enthält jene Elemente, so daß durch den Zusatz von Bad und Trank zur basenüberschüssigen Kost zusätzlich auch die Arthritis geheilt wurde.

Auch die Leberstörung wurde behoben. Zu Beginn der Kur wurden die chemischen Elemente in Verdichtung, die die Leberstörung bewirkten, nicht geprüft. Der Riegel bietet diesen verdichteten Elementen 48 verschiedene chemische Elemente in Verdünnung und dazu wahrscheinlich auch einige unbekannte. Von dieser reichhaltigen Platte konnten sich auch die chemischen Elemente bedienen, welche die Leber störten. Hinzu kam die Kost und die Bäder mit ihrem auch die Leber entschlackenden Basenüberschuß. So erfolgte die Heilung dieser Störung ohne spezifische Auswahl der Zusätze zu Bad und Trank.

Mit der Heilung des Übels, auf das gezielt wurde, erfolgte die Heilung von drei Übeln, die gar nicht angezielt waren, sozusagen als Nebenprodukt der Kur. Hier zeigte sich auch ein typisches Beispiel für den Wechsel der Krankheitsbilder während einer Kur.

Nach einer Krise mit deutlich ausgeprägten Zuckersymptomen tritt wieder eine Krise ganz anderer Art auf, z. B. Ischias. Es folgt wieder eine Krise mit Zuckersymptomen oder eine mit Symptomen einer Leber-Gallenstörung, und so im Wechsel.

Unsere Kur besteht aus zwei Teilen: erstens der allgemeinen Kur mit der Nahrung nach der Faustregel und mit dem Riegel in Bad und Trank, beides sozusagen als Fundament, und zweitens dem Überbau, das sind bestimmte Zusätze für eine bestimmte Krankheit in Bad und Trank und einige Variationen der Kost. Fundament und Überbau zusammen ergeben die spezielle Kur.

In unserem Beispiel wirkte beides. Die spezielle Kur heilte die Zuckerkrankheit. Das Fundament, die allgemeine Kur allein, behob die Übel, die nicht speziell angezielt waren. Damit hat die allgemeine Kur den Beweis erbracht, daß sie ohne den spezifischen Überbau, auf sich allein gestellt, ihre Heilwirkung haben kann. Eine gezielte Kur, eine spezielle Kur ist in ihrer Wirkung auf das angezielte Übel der allgemeinen Kur natürlich überlegen. In unserem Beispiel von Diabetes wurde die Wirkung des Riegels durch Zusätze verstärkt, und die Kost wurde zum gleichen Zweck der besseren Heilung abgeändert, Voraussetzung dafür war aber eine richtige Diagnose auf Zucker.

Für die anderen Übel war die Diagnose wohl gestellt, sie war aber unbeachtet geblieben, weil erst einmal das schlimmste Übel behandelt werden sollte.

Die Wirkung der allgemeinen Kur ist verständlich. Im Riegel der Teepflanzen sind alle 48 Elemente, die zu prüfen möglich sind, enthalten. Dazu enthält er Elemente, die wir nicht erfassen können, in Dunkelziffern.

So besteht eine hohe Wahrscheinlichkeit, daß irgendeine Krankheit, die mit Mineralstoffstörungen zusammenhängt, ob diagnostiziert oder nicht, ja, ob überhaupt erkannnt oder bekannt, vom Riegel ganz oder zum Teil gedeckt wird.

Ein Fall von Zuckerkrankheit, unsere spezielle Kur

Die chemische Untersuchung durch einen Arzt hat bei D. Zucker (Diabetes mellitus) festgestellt. D. begibt sich sofort in unsere Behandlung. Wir stellten fest:

a) Die Harnuntersuchung zeigt 4 % Zucker und die Blutuntersuchung 0,268 %.

b) Der Mineralbefund zeigte vor allem Zink, Sulfur, Lanthan, aber auch Hafnium, Platin, Gold, Jod und Chrom, alles in Verdichtung, als Schlacken.

c) Folgende Symptome waren u. a. festzustellen: Ständiger Hunger. D. aß praktisch den ganzen Tag hindurch. Durst, D. trank 6—7 l Wasser täglich. Schlechter und kurzer Schlaf. Stuhlverstopfung und große Urinmengen. Mattigkeit, Hautjucken, rote Hautflecken in der Achselhöhle. Schlechtes Sehvermögen, Zucken der Augenlider. Trockener Mund, Brennen, süßlicher Geschmack auf der Zunge, belegte Stimme, unsichere Handschrift.

Wir wandten die Kur auf die folgende Weise an:

Wir ließen D. mit dem Einnehmen der Pillen beginnen, die ihm der Arzt an Stelle von Insulinspritzen empfohlen, die er bis dahin aber noch nicht eingenommen hatte.

Wenn dem Körper mit der täglichen Nahrung zwar die Menge an Kohlehydraten zugeführt wird, die lebensnotwendig ist, diese aber nicht voll verarbeitet wird, dann entsteht Unterernährung. Sie erzeugt Hunger. Der Patient nimmt deshalb mehr Nahrung auf, als normalerweise nötig wäre. Das erzeugt noch mehr Zucker im Blut und steigert zugleich die Verschlackung der Drüsen und Organe. Damit sinkt ihre Leistung weiter ab, Zucker und Unterernährung nehmen weiter zu.

Diesen circulus vitiosus durchbricht die Pille, und deshalb war es nötig, sie sofort zu geben.

Wir begannen zugleich mit unserer Kur zur Entschlackung.

Wir ließen von Anfang an zunächst beide Behandlungsmethoden nebeneinanderherlaufen.

Zur Entschlackung wurde folgendes angeordnet und von D. durchgeführt.

1. Die tägliche Nahrung wurde nach der ergänzten Faustregel gegeben, wie sie im Abschnitt „Die Nahrung als Heilmittel" dargestellt ist. Diese Kost wurde noch abgewandelt, wie weiter unten gezeigt wird.

2. D. erhielt täglich ein bis zwei Mineralstoffbäder nach den Regeln, die im Abschnitt „Das Mineralstoffbad“ genannt sind.

3. Nahrung und Bad wurden unterstützt durch Gemüsebrühe, Tees und homöopathische Mittel, wie sie in den entsprechenden Abschnitten dieser Schrift beschrieben werden.

4. Eine weitere Unterstützung wurde gegeben durch ausreichenden Schlaf, Körperbewegung und Meiden von Genußgiften (und womöglich von geistigen und psychischen Belastungen).

Zu 1.: Der Nahrung wurden Pflanzen beigefügt, die insbesondere die Stoffe Lanthan, Sulfur und Zink in verdünnter Form enthalten. Das sind grüne Bohnen, Rotkohl und als Gewürz Majoran. Reduziert wurden Süßigkeiten und alle konzentrierten Kohlehydratträger wie Brot, Kartoffeln u. a.

Zu 2.: Der Mineralzusatz zum Bad wurde gewonnen durch Auszüge aus Mischungen der Pflanzen, die den Riegel bilden, verstärkt durch getrocknete Bohnenhülsen und Majoran.

Zu 3.: Ein Teil der Auszüge aus den vorstehend genannten Pflanzen wurde als Tee getrunken.

Vier Wochen führte D. diese Parallel-Behandlung mit Pillen und unserer Kur durch. Dann nahm D. keine Pillen mehr und setzte weitere 4 Wochen die Behandlung mit der Kur allein fort. Danach, am Ende der 8. Woche, wurde D. wieder untersucht. Der Befund lautete: Im Urin befindet sich keine Art von Zucker mehr, und im Blut ist die normale und notwendige Menge von 0,08 % enthalten.

Das war der erste Erfolg nach nur 8 Wochen, und nachdem bereits 4 Wochen keine Pillen mehr genommen worden waren.

Der Mineralbefund zeigte jetzt nicht mehr alle erwähnten Mineralien in Verdichtung als Schlacken an, und was er anzeigte, war schwächer. Die groben Symptome, wie ständiger Hunger und Durst, waren verschwunden. Die feineren Symptome, wie schlechter Schlaf und Stuhlverstopfung, zeigten sich aber noch, wenn auch abgeschwächt. Diese Symptome bewiesen feiner als die üblichen chemischen Analysen, daß die Krankheit noch nicht geheilt war.

D. fand sich bereit, die Kur fortzusetzen, bis auch die letzten Symptome abgeklungen waren. Das dauerte etwa 6 Monate.

Im Fall D. hatte die Kur zu einem vollen Erfolg geführt. Der Befund zeigte eine Entschlackung, die chemische Analyse zeigte keinen Zucker mehr, und die Symptome der Zuckerkrankheit, das Entscheidende, das, worum es ging, waren verschwunden.

Die Kur war über drei Stufen gegangen. Zuerst wurde 4 Wochen lang mit Pillen und der Kur behandelt, dann weitere 4 Wochen lang nur mit der Kur, bis die chemischen Analysen die Abwesenheit von Zucker anzeigten, und dann monatelang weiter, bis auch die letzten Symptome verschwunden waren.

Die Kur war speziell auf Zucker eingestellt und durch besondere Beimischungen zur Nahrung und zu den Pflanzen, aus denen die Auszüge für Tee und Bad gemacht wurden, gezielt gewesen.

Einen solchen Erfolg wie im Falle D. kann man jedoch nicht immer erhoffen.

Hier waren, wie der Befund und der Erfolg zeigten, die bestimmten Drüsen und Organe durch Schlacken in ihrer Tätigkeit gehemmt. Als die Hemmung wegfiel, leisteten sie wieder das Nötige. Wären sie durch die Verschlackung endgültig teilweise geschädigt worden, dann hätte die Entschlackung ihre Leistung zwar verbessern, aber nicht wieder ganz herstellen können. Dann hätte D. mit der Pille weiterleben müssen. Das gleiche gilt, wenn die Drüsen ihre Leistung aus irgendeinem Grund ganz verloren oder nie voll besessen haben.

Im Beispiel D. wurde die Zuckerkrankheit geheilt. Geheilt heißt hier, die Organe des Körpers, die an der Verarbeitung der Kohlehydrate aus unserer Nahrung beteiligt sind, waren nach der Entschlackungskur wieder fähig, ohne weitere Hilfe die Menge an Kohlehydraten zu verarbeiten, die nötig ist, um die Kraft und die Wärme zu erzeugen, welche der Körper zum Leben und Arbeiten braucht.

Die Organe hätten aber im Verlauf der Krankheit, bevor die Kur einsetzte, endgültig so beschädigt worden sein können, daß ihre Leistung unter die Schwelle sank. Dann hätte D. mit der Pille oder Insulinspritzen das Fehlende ergänzen müssen.

Gleiches gilt in den Fällen, wo Verschlackung nicht die Ursache der Zuckerkrankheit ist, bei angeborener Insuffizienz oder Verletzung der betreffenden Organe.

Siehe auch Teil I, Abschnitt 5, „Zuckerkrankheit“

Ein Fall von Angina tonsillaris (Mandelentzündung), eine spezielle Kur

Der Patient bekam die ersten Anfälle von Angina im 7. Lebensjahr. Sie kamen immer wieder mit kürzeren oder längeren Abständen. In seinem 30. Lebensjahr häuften sie sich. Zuletzt kamen die Anfälle regelmäßig monatlich. Sie wurden immer heftiger, zuletzt meist eitrig. Der Patient war erschöpft und dahinsiechend und hoffnungslos geworden. Alle gängigen Mittel versagten.

Wir gaben ihm Verdünnungen, in der Hauptsache Merkur, Argentum und Antimon. Das behob fast augenblicklich das Gefühl einer schweren Erkrankung. Die Entzündung klang ab, um nach einiger Zeit wiederzukommen. Die zweite Entzündung klang ab, um nach einiger Zeit wiederzukommen. Die zweite Entzündung und eine Anzahl weitere wurden in immer gleicher Weise behandelt.

Sie folgten einander mit immer längeren Abständen, und sie hörten für Jahre ganz auf. Die Anfälle waren immer schwächer geworden. Sie erschöpften nicht mehr, und sie wurden nicht mehr eitrig. Rund 10 Jahre danach trat eine neue Krise auf. Sie war so heftig wie irgendeine zuvor, beiderseitig eitrig.

Der Patient fand sich wieder bei uns ein. Diesmal nahmen wir ihn in die volle Kur. Als Verdünnungen nahm er homöopathische Mittel wie Argentum, Merkur, Antimon, Aurum u. a. Wir gaben diese Mittel dreimal täglich im Trank, stellten die Kost um auf die Faustregel und ergänzten sie durch Gemüsebrühe, dazu täglich ein bis zwei warme Bäder mit den gleichen Verdünnungen wie im Trank als Zusatz. Die Krise ging rasch vorüber. Es folgte eine Nachbehandlung mit Ringelblume im Trank und Bad. Das kürzte auch die Zeit der Rekonvaleszenz auf wenige Tage ab, und die früher lange anhaltende Erschöpfung, die den Anfällen folgte, dauerte nur wenige Tage. Es folgten in immer größeren Abständen noch einige Anfälle; sie wurden immer schwächer, keiner war mehr eitrig, die Zeit zwischen ihnen wurde immer länger, und seit vielen Jahren haben sie ganz aufgehört.

Der Unterschied zwischen der ersten und der zweiten Behandlung bestand darin, daß bei dieser auch die Kost und die Bäder als Heilmittel eingesetzt wurden. Der Unterschied in der Zeit nach der ersten und der zweiten Behandlungsperiode war der, daß die Kost nach der Faustregel auch nach der Behandlung beibehalten wurde. Zum Lohn dafür hat sich das Übel nicht mehr gemeldet.

Dem Patienten war immer geraten worden, die Mandeln entfernen zu lassen. Aber immer fand sich ein Arzt, der erst seinen Eltern und später ihm selbst davon abriet. Als er gar in einem Aufsatz des Mediziners und Schriftstellers, des Schöpfers der örtlichen Anästhesie, Karl Ludwig Schleich, den gleichen Rat las, da schied für ihn das Herausnehmen der Mandeln endgültig aus. Diese Kur hat den Beweis erbracht, daß die Ärzte, die von der Entfernung abrieten, im Recht waren, d. h., wenn man zur Heilung eine Kur zur Entschlackung durchführt.

Die Gewebe scheiden Schlacken an die Säfte aus. Die Mandeln wirken dann wie ein Sieb. Wenn sie mit Schlacken überladen sind, entzünden sie sich oder entleeren sich, indem sie eitern. Wir hielten es für richtig, die Schlacken über die Nieren und die Schweißdrüsen aus den Säften zu entfernen, das Sieb zu entlasten, zu reinigen und zu erhalten, statt es zu entfernen.

2.

Anmerkungen zu verschiedenen Krankheiten

Krebs

Seine Schlacken enthalten: Ge, Pb, As, Fe, Sm, Zn, Sn.

Was dazu zu sagen ist, sei an einem typischen Beispiel — einem der vielen aus unserer Praxis — dargestellt.

Im Jahre 1952 kam der Patient Herr K. erstmals in unsere Praxis. Wir fanden eine Herzneurose und Magenschleimhautentzündung. K. besuchte uns wiederholt in Abständen bis zu einem Jahr.

Bei einem Besuch Anfang 1961 stellten wir zum ersten Mal Arsen, Plumbum und Samarium in Schlakkenform fest (typische Krebsschlacken). K. klagte über Bronchialkatarrh. Wir veranlaßten K., sofort einen Spezialisten aufzusuchen zwecks gründlicher Untersuchung auf Krebs, besonders der Bronchien, was K. auch tat.

Die Untersuchung fand keinen Krebs. K. besuchte uns wieder im August 1961, Ende 1961, Ende 1962 und zuletzt im August 1963.

Wir fanden immer wieder die drei Krebsschlacken. K. klagte immer wieder über den gleichen Bronchialkatarrh. Die klinische Untersuchung, die auf unseren Wunsch hin ebensooft durchgeführt wurde, wie er uns besuchte, blieb ständig negativ.

Zu erwähnen ist, daß K. sich wohl von uns untersuchen ließ, daß er sich aber nicht unserer Kur unterzog.

Einige Zeit nach unserer letzten Untersuchung, rund vier Jahre, nachdem wir die Krebsschlacken gefunden hatten, ergab die klinische Untersuchung erstmals eine Krebsgeschwulst der Bronchien.

Wir fanden die Krebsschlacken, darunter As, Pb, Sm, bevor die Krebsgeschwulst sich zeigte.

Wir müssen somit auch hier annehmen, daß die Schlacken, da sie zeitlich vorangehen, eine Voraussetzung für den Krebs sind, und nicht der Krebs für die Schlacken.

Diese Feststellung wird bestätigt durch bekannte Laborversuche, die ergaben, daß z. B. Arsen nach einer gewissen Latentzeit Krebs hervorruft. Die Latentzeit des Arsen (und der anderen Schlacken) betrug in unserem Beispiel vier Jahre.

Mit unserem Verfahren können wir Krebsschlacken zum Ausscheiden bringen. In den Fällen, in denen noch keine Geschwulst sich zeigte und der Patient sich unserer Kur unterzog, sind später Krebsschlacken nicht wieder festgestellt worden und hat sich in der Zeit unserer Behandlung auch nie ein Krebs eingestellt.

In den Fällen, wo ein Patient mit bereits vorhandener Krebsgeschwulst vorsprach, konnten wir die Schlacken zum Ausscheiden bringen. Das hob zwar das Allgemeinbefinden, auf die Geschwulst und ihr weiteres Wachstum hatte das aber keinen Einfluß. Sie muß auf andere Weise vom Spezialarzt behandelt werden.

Im großen ganzen kann man folgendes sagen: Vor der Pubertät ist häufig As, Fe und Zn gestört, nach der Pubertät tritt dann Pb, Sm oder Sn hinzu. Später findet sich Ge, und dann können Krebsgeschwulste in Erscheinung treten.

Zucker

Seine Schlacken sind S, La, Zn, Pt, Au, Hf, J.

Auch hier ergab das Ausscheiden der Schlacken ein Ergebnis.

Die am Zuckerumsatz beteiligten Organe wurden in der Regel wieder leistungsfähiger, aber selten wieder so leistungsfähig, wie sie vor der Erkrankung waren. Unser Verfahren konnte reinigen, es konnte aber entstandene Beschädigungen an Organen nicht reparieren.

Gefäßverkalkung

Ihre Schlacken sind V, In, J, Pb, Er.

Hier kann unser Verfahren wohl die Schlacken ausscheiden, unter deren Wirkung oder Mitwirkung sich die Ablagerungen gebildet haben. Damit wird der Prozeß zwar beendet, was aber in die Gefäße eingelagert wurde, bleibt zunächst dort. Es liegen aber zuverlässige Anhaltspunkte für die Annahme vor, daß sie unter dem Einfluß des nach unserer Kur gereinigten Blutes wenigstens zum Teil abgebaut werden.

Tuberkulose

Der Fall liegt ähnlich wie bei der Grippe. Es gibt verschiedene Arten von Tbc, jede mit einer eigenen Gruppe von Schlacken. Jede von uns bisher im Zusammenhang mit irgendeiner Form von Tbc beobachtete Schlacke ist in der folgenden Reihe enthalten: Sb, Ce, Au, Ag, Si, Zn, P, J, S, As.

Die Schlacken sind eine Voraussetzung für Tbc neben anderem, z. B. Bakterien.

Ob die Bakterien weiterwirken, wenn die Schlacken ausscheiden, entzieht sich unserer Kenntnis, da wir Fälle mit akuter Tbc nicht in Behandlung nahmen. Fälle, in denen nur die Schlacken, aber keine Bakterien nachgewiesen wurden, haben wir in großer Zahl behandelt. In der Zeit unserer Behandlung ist keiner dieser Fälle akut geworden.

Hier dürfte, wie bei der Grippe, nur der anfällig sein, der die oben erwähnten Schlacken im Körper hat, und bei rechtzeitigem Ausscheiden der Schlacken dürfte die Infektion und das Akutwerden vermeidbar sein.

Grippe

Es gibt verschiedene Arten von Grippe, die jede mit anderen Schlacken verbunden auftritt.

Alle bisher von uns beobachteten Schlacken bei irgendeiner Art Grippe sind Li, Cs, Sb, Cr, Hg, Sn, Zn, P, Fe.

Es ist zu empfehlen, mit Hilfe von Register und Tabellen Pflanzenmischungen herzustellen, die alle diese chemischen Elemente enthalten, und sie im Tee nach den Regeln unserer Kur und im Bad zu verwenden.

Das ergab das Neutralisieren beziehungsweise das Ausscheiden der Schlacken und ein Verebben jeder der uns bekannten Art von Grippe.

Damit ist auch hier der Beweis erbracht, daß die entsprechenden Schlacken e i n e Voraussetzung, aber nur eine für die Grippearten sind neben Viren und evtl. anderen. Hier zeigt sich eine Erklärung dafür, daß bei Grippeepidemien eine Anzahl Menschen von ihr verschont bleiben, nämlich die, denen die entsprechenden Schlackenüberschüsse fehlen, und damit eine Voraussetzung, die zum Entstehen der Grippe nötig ist.

Geistige und psychische Belastung und der Mineralstoffwechsel

Hier sollen anhand von Beispielen einige Blicke auf grundsätzliche Zusammenhänge zwischen diesen Fakten und Vorgängen geworfen werden.

1. Beispiel:

D. arbeitet persönlich geistig sehr intensiv. Einige Stunden fühlt er sich frisch. Dann kommt ein Ermüdungspunkt, wo es „nicht mehr geht", wo die Arbeit ihn nicht mehr mitreißt, sondern wo er sich zwingen muß.

D. läßt sich dauernd von uns prüfen. Vor diesem Ermüdungspunkt zeigt der Befund normal an, d. h.: Cu, Al, Ag sind verdünnt, alle anderen sind neutral. Nach diesem Punkt, besonders, wenn D. sich noch einige Stunden länger zur Arbeit gezwungen hat, sind die Elemente Cu, Al, Ag neutral und einige oder mehrere der Elemente Zn, Mg, K, Sn, P, Ni, Cu in Verdichtung.

Trank und ganz besonders unser Mineralstoffbad mit Auszügen aus Pflanzen, welche die hier erwähnten Mineralien enthalten, dazu ein Schlaf, genügen meistens, um alles wieder in Ordnung zu bringen.

Hier haben wir ein typisches Beispiel dafür, wie geistige Vorgänge mit stofflichen Störungen einhergehen, und wie umgekehrt eine Beseitigung der Störung im Stofflichen, eine simple Entschlackung die geistige Tätigkeit wieder in Ordnung bringt. Ordnung heißt hier: die geistige Frische ist zurückgekehrt, und der Befund ist wieder normal.

D. ist jener Patient, den wir in unserer Schrift bereits kennengelernt haben. Er hatte sich viele Jahre zuvor intensiv auf eine Prüfung vorbereitet und dabei periodisch eitrige Mandelentzündungen bekommen, zuletzt monatlich.

Als D. damals zu uns kam, zeigte er nach geistiger Überanstrengung die gleichen Schlacken wie später, und als wir sie mit unseren Mitteln, mit entsprechenden Verdünnungen in Trank und Bad und mit entsprechender Kost, laufend zum Ausscheiden brachte, klangen auch die Mandelabszesse ab und hörten endlich ganz auf, trotz weiteren Studiums.

D. hatte in der Zeit, bevor er zu uns kam, selbst die Beobachtung gemacht, daß er keine Mandelabszesse bekam, wenn er einmal längere Zeit mit dem Studium aussetzte.

2. Beispiel:

Frau B. erschien in unserem Sprechzimmer mit Asthma. Wir vermuteten aufgrund des Befundes (Ag und Au verdichtet) von Beginn der Behandlung an, daß B. unter einer psychischen Belastung litt. B. bestritt das.

Folgende Elemente in Verdichtung wurden festgestellt: Zn, Mg, S, Cu, Au, Ag, Sb, Sn, und die Kur wurde aufgenommen. Der Erfolg stellte sich ein, die Verschlackungen und das Asthma wichen. Als die Krankheit fürs erste behoben war und weil einem Rückschlag aus dem Psychischen vorgebeugt werden sollte, drangen wir nochmals auf B. ein, und jetzt, nachdem wir durch die Heilung das Vertrauen von B. erworben hatten, sprach sie sich endlich aus.

B. ist strenggläubig und war in ein Zerwürfnis mit ihrer Kirche geraten. Sie erachtete es für so schwer, daß sie mit niemandem darüber sprach, schon gar nicht mit ihren ebenso strenggläubigen Familienangehörigen. Die Meinung, von ihrer Kirche ausgeschlossen zu sein und noch nicht einmal mit jemandem darüber sprechen zu können, war die vermutete Belastung.

Wir schickten Frau B. zu einem bekannten Geistlichen, und dieser verständige Mann gab ihr den Glauben wieder, zu ihrer Kirche zu gehören. Innerhalb von 15 Jahren nach der Kur ist das Leiden nicht mehr aufgetreten.

3. Beispiel:

C. hatte Angina pectoris. Eb, Zn, Cu, Mg, V, In, Au, Ag waren in Verdichtung da. C. hatte gelegentlich Angstzustände. Nach einer längeren Behandlung mit unserer Kur wich die Verschlackung, mit ihr das körperliche Krankheitsbild und die Angstzustände.

Diese 3 Beispiele zeigen das Grundsätzliche der Zusammenhänge von geistigen, psychischen und körperlichen Störungen.

1. Bei allen dreien besteht ein zeitliches Nebeneinander von geistiger oder psychischer Belastung und einem Stau von mineralischen Schlacken und dem ihm entsprechenden Krankheitsbild.

Bei D. und B. ist die geistige bzw. psychische Belastung ganz eindeutig die Ursache oder Mitursache der Verschlackung und damit des zu ihr gehörigen Leidens.

3. Bei C ist umgekehrt offenbar die Verschlackung eine Ursache der psychischen Belastung. Die Ursache war in diesem Fall wohl nicht im Geistigen oder Psychischen zu suchen; es konnte kein Anhaltspunkt dafür gefunden werden.

4. In allen drei Fällen verschwand das körperliche Krankheitsbild und im Falle C. auch das psychische, nachdem die Verschlackung ausgeräumt worden war. Dabei war es zunächst einerlei, ob die Ursache der Verschlackung fortbestand oder nicht.

5. Wenn die Ursache der Verschlackung erkannt und abgestellt wird, so wird ihrer Wiederholung und der des dazugehörigen Krankheitsbildes vorgebeugt, und die Heilung dürfte rascher vorangehen.

Die Personen D., B. und C. wurden nur beispielhaft angeführt. Eine psychische Belastung gleicher Art mag bei einer anderen Person eine gleiche, eine anders geartete oder gar keine Wirkung hervorrufen.

Auch der Kummer, der Frau B. quälte, ist nur beispielhaft. Es gibt außer ihm eine lange Reihe anderer psychischer Belastungen wie Sorge, Trauer, Angst, Verzweiflung, Ärger, Ekel, Widerwillen, Entsetzen u. a. Sie alle können auf mannigfache Weise auf die Gesundheit von B. und wiederum anders auf andere Personen einwirken.

Im Laufe von 2 Jahrzehnten sind in unserer Praxis Hunderte von Fällen vorgekommen, in denen Gleichzeitigkeit von psychischer Belastung, Verschlackung und körperlicher Krankheit vorlag und wo die Entschlackung zur Heilung führte.

Wer die Behauptung aufstellt, daß psychische Belastungen Krankheiten erzeugen können, rennt eigentlich offene Türen ein. Man lese die Schriften und Vorträge z. B. der Professoren Jores und Mitscherlich. Da findet man diesen Gedanken, diese Erfahrung und viele praktische Beispiele geschildert.

Mitscherlich führt z. B. in seiner Schrift „Krankheit als Konflikt" (Suhrkamp-Verlag) u. a. zwei Beispiele an, die in diesem Zusammenhang besonders interessieren, weil sie Asthma betreffen. In einem der Fälle bekommt jemand regelmäßig Asthmaanfälle, wenn er sich in Gefahr wähnt. In anderen bekommt ein Mädchen Asthmaanfälle, wenn es unter die Obhut der Mutter zurückkehren muß, was ihr widerwärtig ist.

Was wir in der Literatur finden, wird bestätigt durch Hunderte von Fällen aus der Praxis, und was die Literatur darstellt, wird ergänzt durch die Erkenntnis, daß das Psychische auf dem Umweg über die Verschlackung die Krankheitsbilder erzeugen kann und daß die Krankheitsbilder verschwinden können, wenn die Verschlakkung ausgeräumt wird.

Hier stellt sich die Frage, wie es möglich ist, daß z. B. Denkvorgänge einen Stau von Schlacken im Körper bewirken können.

Die Tätigkeit des Gehirns und der Nerven ist von elektrischen Vorgängen begleitet. Beim Mineralstoffwechsel im Blut finden laufend Berührungen von Metallen mit Salzlösungen statt. Das bedeutet nach den elementaren Regeln der Physik Erzeugung von Elektrizität. Deshalb darf man die vage Vermutung hegen, daß Elektrizität das Bindeglied zwischen Denken und Emotionellem einerseits und galvanischen Vorgängen im Blut andererseits sein könnte.

Funktionelle Störungen

Das sind Leiden, deren Ursache im medizinisch-klinischen Sinne nicht geklärt sind. Die Diagnose enthält meistens keinen Befund eines organischen Leidens.

Die Patienten sind sehr behandlungsbedürftig, ihre Arbeitskraft ist stark gemindert. Die Zahl ihrer Krankheitstage beträgt meist ein Mehrfaches der durchschnittlichen.

Das Leiden kann sich mit wechselnden Symptomen über Jahrzehnte erstrecken, trotz jahrelanger Behandlungen durch denselben Arzt oder wechselnde Ärzte und Mittel.

In solchen Fällen haben wir immer Verschlackungen festgestellt, aber ohne eine bestimmte Gruppe von Schlacken so häufig zu finden, daß wir eine davon als typisch für dieses Leiden angeben möchten.

Wir möchten für solche Fälle als Mittel unsere komplette Kur empfehlen, wobei aber keine bestimmten Pflanzen in Betracht kommen, sondern einfach der komplette Riegel für Tee und Bad.

Die Verschlackung, die auch hier die unmittelbare Ursache sein kann, hat ihre Gründe. Sie können im nicht naturgemäßen Leben, aber auch im Psychischen liegen, wie Mediziner wie Mitscherlich und Jores anführen.

Unsere Kur kann die Schlacken, die unmittelbaren Ursachen zunächst beheben und damit das Krankheitsbild. Erfolg auf Dauer ist aber nur zu erzielen, wenn auch die mittelbaren Ursachen beseitigt werden.

Etwas zu Suchtkrankheiten

Dem hier Folgenden liegt nicht eine so große Zahl von praktischen Fällen zugrunde, daß man es als bewiesen betrachten dürfte. Es sind Folgerungen, die man aus den von uns beobachteten Gesetzmäßigkeiten des Mineralstoffwechsels ziehen kann. Es ist, das sei ausdrücklich betont, eine begründete Annahme.

Nehmen wir an, Herr Z. raucht eines Tages eine Zigarette, was er bis dahin noch nie getan hat. Ihr folgt, vielleicht erst nach Tagen, die zweite. Im Laufe der Jahre steigt die Zahl, und endlich sind es 40 Zigaretten täglich.

Z. ist zum Kettenraucher geworden. Er muß in immer kürzeren Abständen eine Zigarette rauchen, sonst steigt sein Unbehagen auf unerträgliche Höhe.

Betrachten wir nun den Vorgang von unserer Sicht aus.

Mit dem Rauch gelangen Mineralstoffe in feinster Lösung ins Blut. Sie gehen Verbindungen ein und bilden Schlacken. Wenn sie nicht ausscheiden, stören sie das mineralische Gleichgewicht in den Säften. Das ruft Unbehagen hervor. Man kann es beheben, indem man seine Ursache behebt, d. h. indem man die Mineralien, die verdichtet in den Schlacken enthalten sind, in Verdünnung zuführt. Das einfachste Mittel dazu ist die nächste Zigarette. Z. hat dies bereits erfahren, und er nimmt sie.

Ein zweiter Weg, das gestörte Gleichgewicht wiederherzustellen, wäre, die Schlacken auszuscheiden. Davon weiß Z. aber nichts. Jede Zigarette stellt für einige Zeit das Gleichgewicht wieder her, sie vergrößert aber auch zugleich den Schlackenstau. So wird es immer schwieriger, ihn auszugleichen; der Bedarf an Zigaretten wird immer größer und deshalb die Spanne zwischen zwei Zigaretten immer kürzer.

Daraus ergeben sich zwei Folgerungen:

1. Die Sucht wäre zu beenden durch eine Entschlakkungskur nach unserm Verfahren bei Vermeidung oder Einschränkung des Rauchens.

2. Wer naturgemäß lebt, braucht kaum zu befürchten, daß aus einer Zigarette eine Sucht wird.

Nach diesem Verfahren haben wir schwere Fälle von Nikotinvergiftung und der damit verbundenen Sucht geheilt. Sie sind nur eben nicht so zahlreich, daß wir sie als allgemein beweisfähig betrachten möchten.

Danach ist es nicht unwahrscheinlich, daß naturgemäße Lebensweise auch anderen Süchten vorbeugen und unser Heilverfahren andere Süchte heilen kann. Gedacht ist an Alkohol und all die Rauschgifte, die sich z. Z. ausbreiten.

3.

Vorbeugen

In den ersten Abschnitten unserer Schrift wurde ausgeführt, wie die Mineralstoffe (chemische Elemente) in unserer Nahrung beim Durchlaufen durch unseren Körper chemische Verbindungen miteinander eingehen. Sie verlieren dabei ihre ursprünglich assimilierbare, verdünnte Form, verdichten sich und verlassen in den eingegangenen Verbindungen, den Schlacken des Mineralstoffwechsels, den Körper. Die ausgeschiedene Menge jedes einzelnen chemischen Elementes muß im Normalfall gleich der aufgenommenen sein.

Wenn nicht alle aufgenommenen Mineralien in den Schlacken abgehen, dann bildet sich ein Stau im Körper. Er ist mit unserer Methode dadurch erkennbar, daß verdichtete Elemente die gleichen Elemente in Verdünnung überwiegen.

Ein solcher Stau ist die oder eine Voraussetzung für das Entstehen jeder einzelnen der Krankheiten, die im Register zu dieser Schrift aufgeführt sind. Es sind rund sechzig.

Die Kenntnis, welche Art Schlacken Voraussetzung für eine bestimmte Krankheit sind, ist die Grundlage unseres Heilverfahrens.

Die Kenntnis, daß sämtliche Krankheiten unseres Registers Schlacken, einerlei welcher Art, zur Voraussetzung haben, ist Grundlage der Vorbeugung.

Ihr Ziel ist es, jedweden Stau von Schlacken zu verhüten, oder einen vorhandenen abzubauen, bevor er eine Krankheit bewirken oder mitbewirken kann.

Wir haben in den ersten Abschnitten als wesentliche Ursache eines Staus eine Nahrung genannt, die einen zu geringen Überschuß an Basen über die Säuren enthält. Daneben nannten wir noch Mangel an Schlaf, Bewegung, frischer Luft.

Der Ursachen aber gibt es mehr.

Geistige Überlastung und psychische Belastung begünstigen nach unseren Untersuchungen einen Schlackenstau und damit z. B. Mandelentzündung, Asthma, Zucker u. a.

Auch die Erbanlage kann einen Stau von Schlacken begünstigen, z. B. Menschen mit der Blutgruppe A neigen mehr zu Zucker als die mit einer anderen Blutgruppe.

In unsere Praxis kommen oft Eltern mit ihren Kindern. Wir stellen sehr häufig fest, daß die Kinder dieselben Schlacken aufweisen wie entweder die Mutter oder der Vater. Das gilt sogar für Kleinstkinder, wo dieselbe Kost noch nicht dieselben Übel bewirkt haben konnte, wo sie offenbar sich schon im Mutterleib gebildet haben.

Schlacken können durch die berufliche Tätigkeit ins Blut gelangen. Das ist der Fall bei Personen, die z. B. mit Mineralöl, Ruß, Teer oder Arsen zu tun haben.

Geistige Überanstrengung läßt sich je nach Beruf nicht immer vermeiden, psychische Belastungen leider auch nicht. Sie bestimmt das Schicksal. Erbanlagen kann man nicht ändern und den Beruf, der mineralische Verunreinigungen ins Blut bringt, nicht immer.

Ihnen allen aber ist eines gemeinsam. Sie können Krankheiten nur bewirken oder mitbewirken auf einem Umweg, sie müssen einen Schlackenstau bewirken. Den aber können wir abbauen.

Das Mittel dazu ist eine naturgemäße Lebensweise, d. h. Nahrung nach der Faustregel, ausgiebiger Schlaf, reichliche Körperbewegung, Mäßigkeit oder Abstinenz von Fleischspeisen, Alkohol und Rauchen. Das alles ergänzt durch einige Kräuterbäder in der Woche. Wenn trotzdem eine Störung auftritt, dann nicht zögern, sondern behandeln, Schlacken ausscheiden.

Vorbeugen ist nicht beliebt. Es fordert eine Umstellung der Lebensweise vom bisher Gewohnten. Es verlangt bestimmte Tätigkeiten und gelegentlich einen Verzicht. Und das alles wofür eigentlich? Um ein Übel zu vermeiden, das man nicht kennt, dessen Qualen man sich nicht vorstellen kann, das in ferner Zukunft liegt und von dem noch niemand bewiesen hat, daß es Folge der bisherigen Lebensweise ist.

So meint man.

Schlagen wir einmal die Sterblichkeitsstatistik auf. Da finden wir, daß unter 687 349 Toten des Jahres 1967 in der BRD 475 444 an den Krankheiten starben, bei denen mineralische Schlacken eine Voraussetzung sind.

Das Übel trifft also von drei Personen, die so leben, wie das landesüblich ist, zwei wortwörtlich mit tödlicher Sicherheit.

Der größte Teil der 475 444 wiederum stirbt an Krebs, Kreislaufstörungen, Herzleiden, Entzündungen usw.

Jedermann hat wohl reichlich Gelegenheit, in seinem Bekanntenkreis zu erfahren, was diese Kranken und ihre Angehörigen erdulden müssen, bevor sie sterben.

Wer sich umstellt, spart nicht nur mit einer Wahrscheinlichkeit von 2 zu 3 eine Strafe in der Ferne, er erhält auch alsbald eine Belohnung in der Gegenwart in Form eines ständig sich erhöhenden Wohlbefindens.

Die Natur liefert Gesundheit. Als Preis verlangt sie das, was beim Auto selbstverständlich ist: Pflege. Wer den Preis nicht gibt, erhält die Gesundheit auf Kredit; die Rechnung kommt später, sehr sicher, und sie kann sehr hart sein.

Vorbeugen von einigen volkswirtschaftlichen Blickpunkten aus betrachtet

Die schlackenbedingten Krankheiten haben in ihrer Gesamtheit auch Wirkungen auf die allgemeine Wirtschaft.

Wer sich für diese interessiert, mag auch dieses Kapitel lesen; wer nur unser Heilverfahren kennenlernen will, kann sich seine Lektüre sparen.

Eine umfassende Darstellung der Wirkungen schlakkenbedingter Krankheiten auf die Volkswirtschaft ginge weit über den Rahmen dieser Schrift hinaus.

Wir müssen uns hier beschränken.

Wir möchten hier nur eine ungefähre Vorstellung davon vermitteln, wie groß die Schäden dieser Krankheiten in ihrer Gesamtheit sind. Dazu betrachten wir nur fünf aus der Fülle aller ihrer Wirkungen, sozusagen als Sonden.

Man mag vieles für und gegen diese Methode vorbringen. Ihrem Zweck als Sondierung dürfte sie genügen.

Die im folgenden in Klammern gesetzten Zahlen geben die Seiten des Statistischen Jahrbuches für die Bundesrepublik Deutschland 1969 an.

Als erste der Sonden betrachten wir die
Sterbefälle
und ihre Ursachen.

Im Jahre 1967 starben in der BRD 687 349 Personen (66/67).

Davon starben an Krebs, an Kreislauf- und an Herzstörungen, an Entzündungen und an anderen schlakkenbedingten Krankheiten 475 444 Personen (66/67).

Das sind 69 % aller Verstorbenen.

Das sind 28mal mehr, als an Autounfällen, 14mal mehr, als am natürlichen Tod, an Altersschwäche starben.

Das sind 2 Personen von 3, die mit uns leben.

Zum Vergleich: An Altersschwäche starben im gleichen Jahr 33 715 Personen (66/67). Das sind nur 5 % aller Sterbefälle.

Kosten der Krankenpflege

Die Träger der öffentlichen Sozialleistungen melden als Ausgaben, nur für Krankenversicherung, nicht für Unfall, Renten usw, für das Jahr 1968 eine Summe von 20,57 Milliarden DM (72).

Die privaten Unternehmen der Krankenversicherung melden eine Ausgabe von 2,16 Milliarden DM (66).

Nehmen wir auch hier an, daß 69 % der Ausgaben auf die Behandlung und Pflege von schlackenbedingten Krankheiten entfallen, so ergibt das für diese einen Aufwand von rd. 15,6 Milliarden DM.

Die privaten Aufwendungen für Krankenpflege sind in dieser Summe nicht enthalten. Sie sind gewiß nicht klein, und sie kommen zu der vorstehenden Zahl hinzu.

Leistungsausfall durch Krankheitstage

Auf einen Erwerbstätigen im Jahr entfallen 10—14 Krankheitstage. Auch hier seien wieder 69 % als von schlackenbedingten Krankheiten verursacht angenommen. Somit entfallen rd. 8 Krankentage auf einen Erwerbstätigen. Nach Abzug der Sonn- und Samstage, der gesetzlichen Feiertage, der Urlaubs- und der Krankentage verbleiben für einen Erwerbstätigen 219 Tage effektiver Arbeitsleistung. Das Nettosozialprodukt betrug 1968 402,46 Milliarden DM (496). Es wurde geschaffen von 25 870 Millionen (124) Erwerbstätigen. Jeder von ihnen arbeitete im Durchschnitt rd. 219 Tage im Jahr.

Ohne die 8 Krankheitstage wären es 227 Tage effektiver Arbeitsleistung gewesen, d. s. 3,65 % mehr.

Die Leistung der Erwerbstätigen und damit grundsätzlich das Sozialprodukt hätte um diese 3,65 % höher sein können, das wären 14,7 Milliarden DM gewesen.

Die Zahl der Krankheitstage infolge schlackenbedingter Krankheiten betrug 25,87 Millionen mal 8, das sind rd. 207 Millionen Tage.

Mehrleistung und spätere Invalidität

Nehmen wir an, die Kinder würden bereits in einer naturgemäßen Lebensweise heranwachsen.

Sie kämen körperlich und geistig kräftiger zur Schule und dadurch ebenso und mit besseren Kenntnissen in die Berufsausbildung. Im Beruf würden sie später mehr leisten und die Arbeit zugleich weniger schwer empfinden, da sie nicht dauernd mit latenten Krankheiten belastet wären.

Mit den ständig weiterschreitenden Entwicklungen

in Technik und Wirtschaft könnten sie bis in ein höheres Alter Schritt halten, weil sie keine Verkalkung hemmt.

Aus den gleichen Gründen brauchte die Invaliditätsgrenze nicht von 65 Jahren auf 60 oder weniger herabgesetzt zu werden, sie könnte, umgekehrt, auf 70 und mehr hinaufgesetzt werden, mit Einverständnis der Beteiligten.

Damit könnte ihr Berufswissen, das größte Vermögen der Wirtschaft, ihr um Jahre länger zur Verfügung stehen.

Zusammenfassung

Wenn es die schlackenbedingten Krankheiten in der BRD im Jahre 1967 bzw. 1968 nicht gegeben hätte,

dann wären Leistungen für Krankenpflege und Behandlung im Wert von rd. 15 Mrd. DM eingespart worden und hätten zu einem produktiven Schaffen im gleichen Wert verwandt werden können.

Dann wären aus rd. 207 Mill. Krankheitstagen ebensoviele Arbeitstage geworden mit einem Wert von rd. 14 Mrd. DM.

Dann wäre die Leistung aller Schaffenden höher gewesen an Qualität und Menge, und sie hätte künftig um Jahre länger angehalten. (Diese Werte sind vielleicht größer als die anderen zusammen, aber nicht meßbar.)

Dann hätten künftig allerdings mehr Altersheime unterhalten werden müssen.

Wägt man nun die hier genannten Dinge gegeneinander ab, so ergibt sich ein Mehr an Leistung, dessen Wert irgendwo zwischen 30 und 50 Milliarden DM liegt.

Zum Vergleich: Die Einnahmen der BRD betrugen im gleichen Jahr 1967 78,9 Milliarden DM (92).

Dieses Mehr an Leistung könnte zur Herstellung von Gütern jeder Art, wirtschaftlichen und kulturellen, oder zur Gewinnung von Freizeit verwendet werden, vielleicht auch zur Erhaltung der Landschaft, reinen Wassers und reiner Luft.

Voraussetzung für dieses Mehr an Nutzen ist, daß die Bevölkerung zu einer naturgemäßen Lebensweise überginge. Das erscheint heute als Utopie.

Die Beseitigung der Infektionskrankheiten, der Cholera, Pest, Tuberkulose, Pocken, Diphtherie usw. war auch einmal Utopie.

Es liegt aber im Bereich des Möglichen, und es ist durchaus keine Utopie, daß im Laufe der Zeit sich immer mehr Personen einer naturgemäßen Lebensweise zuwenden und damit den schlackenbedingten Krankheiten die Voraussetzung entziehen.

Je mehr Menschen es tun, um so höher der Gewinn für alle.

Am Anfang stand das Wort, das ist der Wille, geboren aus Erkenntnis. Gemeint ist hier die Erkenntnis dessen, was naturgemäße Lebensweise ist, und Erkenntnis der Folgen im Fall ihrer Mißachtung.

Ein Zweck dieser Schrift ist es, diese Erkenntnisse zu vermitteln.

4.

Kritische Prüfung von Testmethode und Heilverfahren

Kritische Prüfung unserer Testmethode

Im Vorwort wird gesagt, daß die Zusammenhänge zwischen Krankheitsbildern und Schlacken des Mineralstoffwechsels mit Hilfe einer eigens dafür entwickelten Methode untersucht wurden.

Die Methode sei deshalb einer kritischen Prüfung unterzogen. Es ist zu klären, ob sie überhaupt funktioniert, wie hoch der Grad ihrer Zuverlässigkeit ist, an welche Voraussetzungen sie gebunden ist, was sie zeigen und was sie nicht zeigen kann, was ihre Aussagen bedeuten.

Die Methode wurde angewandt, um

1. den Gehalt an verdünnten, für den Menschen assimilierbaren chemischen Elementen in Pflanzen festzustellen und um

2. die Gegenwart von verdichteten, im Stoffwechsel verbrauchten chemischen Elementen im menschlichen Körper zu finden.

1. Die Untersuchung von Pflanzen, die Pflanzentabelle

Das Entstehen der Pflanzentabellen im Teil II dieser Schrift. In diesen Tabellen sind z. B. Heidelbeerblätter aufgeführt. Auf der gleichen Zeile sind in den Spalten Cr, Mg, Na, N, P, Pb Markierungen eingetragen. Das heißt, daß wir mit unserer Testmethode in Pflanzen dieser Art die chemischen Elemente Chrom, Magnesium, Natrium, Phosphor und Blei gefunden haben.

Worin besteht nun unsere Testmethode?

Vanselow-Leisen hat eine besondere, zunächst angeborene und dann geschulte Begabung — sie ist Rutlerin. D. h. sie kann mit der Wünschelrute Stoffe suchen. Mit der Wünschelrute hat sie z. B. die genannten chemischen Elemente in Heidelbeerblättern ermittelt. Was ist eine Wünschelrute?

Dazu sagt das Lexikon Brockhaus (ältere Ausgabe): Instrument zum Aufsuchen von Wasser und Bodenschätzen oder Reizstreifen (Erdstrahlen); meist ein gegabelter Haselnußzweig, auch ein Draht, der geknickt oder gebogen wird. Der Rutler hält die Wünschelrute mit beiden Händen in Spannung. Durch Muskelbewegungen, die nicht vom bewußten Willen gelenkt werden, kommt es zu Ausschlägen, die Ort und Tiefe des gesuchten Vorkommens anzeigen sollen. Die Wirksamkeit der Wünschelrute ist umstritten.

Dieser Satz gibt bereits Auskunft über die Verwendung der Rute. Aufsuchen von Wasser und — was uns hier allein interessiert — von Bodenschätzen; d. h. von Kupfer-Aluminium-Eisenlägern u. a.; und das wiederum heißt von chemischen Elementen.

Mathias Leisen, der Vater von Vanselow-Leisen — und sie selbst haben durch Versuche und Training in Jahrzehnten ihr Können zum Auffinden von chemischen Elementen auf die Zahl von 48 erweitert.

Eine Rute aus Eisen(-Draht) z. B. zeigt in ihren Händen das Vorhandensein von Eisen in einem Stoff an, eine Rute aus Kupfer das Vorhandensein von Kupfer u. s. f. Mit ihrem Satz von 48 Ruten (Draht und in Glas gefaßt) hat Vanselow-Leisen die Untersuchungen durchgeführt, die das Krankheitsregister und die Pflanzentabellen zeigen.

Über einer Birne schlägt eine Eisenrute in ihren Händen nach oben, über einem Eisenstück nach unten. Das Eisen in der Birne ist in einem Zustand, der für uns assimilierbar ist; das Eisenstück ist es nicht. Wir nennen hier jenes verdünnt, dieses verdichtet.

In unserem Krankheitsregister sind neben jeder Krankheit chemische Elemente angegeben. Sie sind alle verdichtet; d. h. hier sie sind in Schlacken enthalten. In unseren Pflanzentabellen sind neben jeder Pflanze chemische Elemente angegeben. Sie sind alle verdünnt; d. h. assimilierbar (mit der einen Ausnahme: die Haut der Tomate).

Nun entsteht die Frage: welchen Grad von Sicherheit bzw. Wahrscheinlichkeit bietet eine Feststellung mit der Wünschelrute von Vanselow-Leisen?

Dafür zunächst ein einfaches Beispiel. In Heidelbeerblättern stellte sie die 6 Elemente Cr, Mg, Na, N, P und Pb fest. Sechs Monate später legte ich (Feist) ihr wieder Heidelbeerblätter zur Prüfung mit der Rute vor — fast pulverisiert, als solche absolut unkenntlich und ohne sie ihr zu benennen.

Das Ergebnis dieser Prüfung war: Sie stellte genau die gleichen 6 Elemente wie sechs Monate zuvor bei der 1. Prüfung fest.

Damit stehen wir vor der Frage:

Sind diese gleichen 6 Elemente bei der zweiten Prüfung dank der Rute oder sind sie durch reinen Zufall gefunden worden. Die Antwort gibt uns die folgende Überlegung.

Man kann aus 48 Elementen Gruppen von je 6 Elementen zusammenstellen. In jeder Gruppe darf jedes

Element nur einmal vorkommen und jede Gruppe muß sich von jeder anderen durch mindestens ein Element unterscheiden.

Unter diesen Umständen kann man aus 48 Elementen nach den Regeln der Kombinatorik 12.142.792 Gruppen bilden.

(Berechnung)

$$\frac{48}{6} = \frac{48.47.46.45.44.43}{1.\ 2.\ 3.\ 4.\ 5.\ 6} = 12.142.792$$

Das bedeutet: Es ist möglich, daß Vanselow-Leisen die richtige Gruppe einfach erraten hat, die Wahrscheinlichkeit dafür beträgt aber nur 1 : 12.142.791. Somit darf man annehmen, daß nicht der Zufall, sondern die Rute die Elemente fand.

Auf die gleiche Weise hat Vanselow-Leisen sämtliche Pflanzen, die im Register aufgeführt sind, geprüft und rd. 6 Monate später unter den gleichen Bedingungen wie zuvor beschrieben zum zweitenmal geprüft mit dem gleichen Ergebnis wie bei der 1. Prüfung.

Für uns steht fest, daß die Rute in der Hand von Vanselow-Leisen mit einem höchsten Grad an Sicherheit arbeitet.

Bei diesen zweiten Prüfungen kam es vor, daß Vanselow-Leisen einige Elemente fand, die sich bei der ersten Prüfung nicht zeigten. Sie wurden nicht aufgenommen. Es kam auch vor, daß einzelne Elemente nicht wieder gefunden wurden. Sie wurden in der Pflanzentabelle gestrichen.

Das änderte aber nichts an der Aussage der Prüfung und der Zuverlässigkeit ihrer Ruten.

2. Die Untersuchung von Menschen, das Krankheitsregister

Mit unserer Analysiermethode kann man die gleichen chemischen Elemente am lebenden Menschen feststellen wie an Pflanzen.

An Pflanzen können unsere Befunde mit chemischem Verfahren nachgeprüft werden; am lebenden Menschen ist das praktisch kaum oder nicht möglich. Wir können unsere Befunde am Menschen trotzdem als zuverlässig betrachten, weil sie mit unserem geprüften Rutenverfahren gefunden wurden.

Der Gang dieser Prüfung sei an einem Beispiel gezeigt.

Nehmen wir an, ein Patient wurde von Magenkrämpfen geplagt. Mit unserem Verfahren wurde u. a. das Element Samarium in der Gegend seines Magens gefunden. Diese Beobachtung wiederholte sich an ihm und an anderen Patienten in Dutzenden von Fällen von Magenkrämpfen. Wurde das Samarium zum Ausscheiden gebracht, dann verschwanden auch die Magenkrämpfe.

Es lag also hier eine statistische Häufung der Gleichzeitigkeit von Magenkrämpfen und Samarium vor.

Anhand solcher Häufungen werden in der Biologie und Medizin durchweg Folgerungen auf Voraussetzungen von Krankheiten und auf Wirksamkeit von Heilmitteln gezogen. Denn auf diesen Gebieten sind andere Beweise der kausalen Zusammenhänge nur in Ausnahmefällen möglich.

Als Beispiel diene das Trinken von Kaffee. Von denen, die ihn trinken, schlafen danach rund 65 % schlecht, rund 25 % können besonders gut schlafen, und auf rund 10 % hat er überhaupt keine Wirkung.

Die statistische Häufung zeigt nur, daß Zusammenhänge bestehen, aber nicht, wie sie zustande kommen.

Derartige mit unserer Methode beobachtete Zusammenhänge wurden in das Register im Anhang zu dieser Schrift aufgenommen, so z. B. Magenkrampf und Samarium.

Bevor einer dieser Zusammenhänge in das Register eingetragen wurde, wurde die entsprechende Krankheit von Vanselow-Leisen und regelmäßig zudem von approbierten Ärzten klinisch festgestellt.

Ein Weinkenner soll z. B. unter 10 Flaschen einen bestimmten Wein herausfinden.

Nehmen wir an, der gesuchte Wein sei ein Mosel, eine Bernkastler Badestube, Spätlese 1959, Wachstum Müller.

Unser Weinkenner kann ihn finden, aber nur unter einer Reihe von mindestens sechs Voraussetzungen.

1. Er muß von Natur eine entsprechende Zunge haben.
2. Er muß diese Zunge in Jahren geschult haben.
3. Er muß in der Stunde des Suchens disponiert sein.
4. Der Geschmack darf nicht durch andere Einflüsse abgelenkt sein, z. B. bestimmte Vorspeisen.
5. Er muß den Geschmack kennen, den Wein schon einmal gekostet haben, Witterung genommen haben.
6. Er muß bewußt auf diesen Geschmack achten.

Weinzungen gibt es in vielen Abstufungen. Bier von Wein unterscheiden kann jeder, Mosel von Rhein können schon weniger, und nur feinere Zungen können noch die Lage erkennen.

So wie der Wein auf der Zunge den Geschmack, d. h. einen bestimmten Reiz, auslöst, so lösen bestimmte Stoffe auf die Hand des dafür veranlagten Menschen bestimmte Reize aus, wenn sie in ihre Nähe kommen.

In einem wie im anderen Falle sind es Reize, die von menschlichen Sinnesorganen wahrgenommen werden.

Somit gilt auch für Vanselow-Leisen, was für den Weinkenner gilt. Sie muß veranlagt, geschult und in jedem einzelnen Fall disponiert und nicht abgelenkt sein, sie muß Witterung genommen haben und bewußt auf das Objekt achten.

Wo nicht wenigstens diese 6 Voraussetzungen erfüllt

sind, gelingt weder die Weinprobe noch das Suchen mit der Rute.

Umgekehrt aber: Wenn sie erfüllt sind, besitzt die Zunge wie die Hand eine hohe Zuverlässigkeit und zeigt Feinheitsgrade an, die mit keiner bisher bekannten Apparatur erreicht werden.

Unsere 6 Voraussetzungen für das richtige Arbeiten des Geschmacks und des Geruchs beim Finden von Weinspezialitäten gelten für alle Spezialisten, die mit einem menschlichen Sinnesorgan einen bestimmten Stoff in einem Material ermitteln wollen. Sie gelten z. B. für den, der die Qualität des Käses in Käsereien, oder der den Rohtabak oder Rohkaffee einkaufen muß.

Matthias Leisen, Vater von Frau Vanselow-Leisen und Begründer der Heilpraxis, spezialisierte sein ursprüngliches Können im Wasser- und Erzsuchen in späteren Jahren auf das Suchen von Mineralien im menschlichen Körper und in Pflanzen. Vanselow-Leisen spezialisierte sich von vornherein auf diese seine Endentwicklung. Wo diese Voraussetzungen nicht gegeben sind, und das ist bei Rutlern oft der Fall, da versagt sie.

Was besagt ein Befund nach der Methode?

Der Befund kann verdünnt, verdichtet oder neutral anzeigen. Der Einfachheit halber sei das, was dazu zu sagen ist, am Element Eisen, stellvertretend für alle anderen Elemente, dargestellt.

1. Verdünnt: Eisen wurde nach der Methode der Homöopathie zerkleinert und in eine Lösung gebracht, auf die 6. Dezimale verdünnt. Über dieser Lösung zeigt der Befund verdünnt an.

2. Verdichtet: Über rohem Eisen zeigt der Befund verdichtet an.

3. Neutral: Dieser Befund kann verschiedenes bedeuten.

a) Die Verdichtung des Eisens ist bei dem Prozeß des Verdünnens an dem Punkt angelangt, wo sie in Verdünnung übergeht. Dieser Schwellenwert dürfte bei verschiedenen Elementen verschieden sein. Da er für den Zweck dieser Schrift von geringer Bedeutung ist, wurde er weder für Eisen noch für andere Elemente ermittelt.

b) In eine Schale mit rohem Eisen kann man eine Lösung mit verdünntem Eisen gießen, und zwar so lange, bis ein Punkt erreicht ist, an dem die Wirkung beider sich aufhebt. Das ist praktisch normalerweise der Fall bei Milch und Blut.

c) Schiebt man eine Schale Wasser oder einfach eine Hand über die Lösung, einerlei ob sie verdünnt oder verdichtet ist, dann wird die Wirkung durch die Hände abgeschirmt.

d) Das getestete Element ist am Ort der Prüfung nicht vorhanden.

e) Die 6 Voraussetzungen für die Methode sind nicht alle gegeben.

Die Reaktion kann stark oder schwach sein. Schwach anzeigen kann bedeuten:

1. Die Verdichtung nähert sich der Schwelle.

2. Die verdichteten und verdünnten Teile halten sich nicht ganz die Waage.

3. Der Reiz dieses Elementes ist graduell abgeschirmt.

Da die Methode nur Elemente anzeigt, kann sie nicht angeben, ob sie rein oder in einer chemischen Verdünnung, und in welcher, vorhanden sind, auch nicht ihre Menge.

Nach diesen Ausführungen erklären sich Übereinstimmungen und Abweichungen bei der Untersuchung, die ein Chemiker und Vanselow-Leisen am gleichen Gegenstand vornehmen.

Sie seien an einem Beispiel gezeigt.

Berg-Vogel, Chemiker und Mediziner, untersuchten z. B. Kartoffeln auf ihren Mineralgehalt. Das gleiche tat Vanselow-Leisen.

Die Ergebnisse sind im folgenden nebeneinandergestellt:

B e r g - V o g e l, Chemiker, fanden

Kalk	(Ca O)
Magnesium	(Mg O)
Kali	(K2 O)
Natrium	(Na O)
Eisen	(Fe_2O_3)

V a n s e l o w - L e i s e n fand

Kalk
Magnesium
Kali
Natrium
—
Aluminium
Aurum
Arsen
Bismuth
Phosphor

Die ersten 4 Elemente fanden Berg-Vogel und Vanselow-Leisen übereinstimmend. (Dies ist ein weiteres Indiz für die Zuverlässigkeit unserer Testmethode.) Eisen konnte Vanselow-Leisen nicht feststellen.

Das Eisen in der Kartoffel ist neutral.

Wenn Vanselow-Leisen die ersten 4 Elemente feststellte, dann sagt das zugleich, daß sie verdünnt und assimilierbar sind.

Wenn ein Element, wie hier das Eisen, nicht gefunden wird, so heißt das, es ist neutral, d. h. in diesem Falle: es ist so verdichtet, daß es für die Ernährung und für Heilzwecke wohl nicht mehr brauchbar ist, umgekehrt aber als Schlacke wohl noch nicht schadet. Es ist also für die Zwecke dieser Schrift kein Nachteil, wenn Vanselow-Leisen das Eisen in der Kartoffel oder andere neutrale Elemente in irgendeiner Pflanze nicht findet.

Vanselow-Leisen fand außer Eisen auch den Sauerstoff nicht, an den alle 5 Elemente, die Berg-Vogel feststellten, gebunden sind. Hierfür gilt das gleiche wie für das Eisen.

Vanselow-Leisen fand noch weitere Elemente, alle in Verdünnung (assimilierbar). Berg-Vogel führen sie nicht auf, aus unbekannten Gründen.

Die Untersuchung von Menschen nach unserer Methode

Im Teil II dieses Buches befindet sich ein Register.

Es führt Krankheitsbilder auf und daneben eine oder einige Kombinationen von chemischen Elementen.

Die Entwicklung des Registers sei am Beispiel eines Krankheitsbildes, des Magengeschwürs, dargestellt.

Zu Beginn unserer Praxis erschien ein Patient. Zunächst erzählte er, wie das wohl so ähnlich alle Patienten bei jedem Arzt tun, von den Beschwerden, die er an sich bemerkt hatte. Seine Angaben waren zwar vielseitig, aber trotzdem lückenhaft und dazu unbestimmt. Sie ließen Raum für eine Vielzahl von Vermutungen, die alle in die Irre führen konnten, die aber evtl. Anhaltspunkte dafür geben konnten, ob überhaupt ein Leiden vorlag, welche von vielen Arten es sein und wo es seinen Sitz haben konnte.

Danach untersuchte Vanselow-Leisen mit unserer Methode, welche Elemente sich am Körper des Patienten feststellen ließen. Die Kombination dieser Elemente wurde in die Patientenkartei eingetragen. Danach erst nahm Vanselow-Leisen eine klinische Untersuchung vor. Sie brachte auch nicht die nötige Klarheit. Sie schickte den Patienten zum Arzt. Die Röntgendiagnose lautete: Beginnendes Magengeschwür. Diesen Befund trug sie neben die Kombination der chemischen Elemente in die Karteikarte des Patienten ein.

In den folgenden Monaten untersuchte Vanselow-Leisen eine große Anzahl von Patienten nach dem gleichen Verfahren, in der gleichen Reihenfolge: Angabe der Beschwerden, Untersuchung auf chemische Elemente, ihre Eintragung in eine Karteikarte, klinische Untersuchung, nachfolgend Untersuchung durch einen Arzt und Eintragung seines Befundes in die Karteikarten.

Es ist denkbar, daß Vanselow-Leisen bei der Untersuchung eines zweiten Patienten durch die eines ersten beeinflußt gewesen wäre. Aber als Vanselow-Leisen beim zweiten Patienten mit einem Magengeschwür die chemischen Elemente feststellte, konnte sie von seinem wirklichen Leiden sowenig wissen wie bei der Feststellung der chemischen Elemente im ersten Fall. Seine Angaben waren genauso unbestimmt. Zudem stellte sie wie immer die Elemente v o r einer klinischen Untersuchung fest.

Ein späterer Vergleich aller Karteikarten von Fällen mit Magengeschwüren ergab eine in einem gewissen Rahmen befindliche Übereinstimmung der Kombinationen von verdichteten chem. Elementen.

Daraus entstand das Register, so stellte Vanselow-Leisen die Gleichzeitigkeit der in ihm aufgeführten Krankheitsbilder und der neben ihnen aufgeführten Kombinationen chemischer Elemente fest.

Die Gleichzeitigkeit läßt verschiedene Schlüsse darüber zu, was Ursache und was Wirkung ist; sie brauchen hier nicht einzeln erwähnt zu werden, denn die folgenden Darstellungen zeigen die Ursache.

Wenn die verdichteten chemischen Elemente, die mit einer Krankheit gleichzeitig sind, zum Ausscheiden gebracht werden, verschwindet grundsätzlich auch die Krankheit.

Bei den Krankheitsbildern aus unserem Register sind also verdichtete chemische Elemente die unmittelbare Ursache oder Mitursache oder Voraussetzung für Krankheiten.

Ein Maßstab für gesund und krank — Unsere Untersuchung im Vergleich zur klinischen des Arztes

Die Untersuchung am Menschen zeigt für jedes Element bald verdichtet, verdünnt oder neutral an. Das ergibt eine verwirrende Fülle von Kombinationen. Um Gesetzmäßiges darin zu erkennen, wurde eine Trennung der untersuchten Personen in zwei Gruppen vorgenommen: gesund und krank. Es wurden so viele Untersuchungen in jeder Gruppe durchgeführt, daß das statistische Gesetz der großen Zahl zur Geltung kam und das Gefundene dadurch praktisch Sicherheit erlangte.

Es wurden Hunderte von Gesunden untersucht, d. h. solche, die es nach der klinischen Untersuchung waren und die sich selbst für gesund hielten, wobei wir wohl wußten, daß nicht jeder von ihnen gesund war. Zugleich prüften wir Hunderte von Personen, von denen wir durch ärztlichen Befund wußten, daß sie bestimmte Krankheiten hatten.

Es ergab sich ein sehr großer Unterschied im Befund zwischen der Gruppe der Vermeintlich-Gesunden und der Gruppe der Bestimmt-Kranken.

In einem recht hohen Prozentsatz — weit über 60 % der untersuchten Fälle in der Gruppe der Vermeintlich-Gesunden — waren Kupfer (Cu), Aluminium (Al) und Silber (Ag) verdünnt, während alle anderen Befunde neutral waren.

In der Gruppe der Bestimmt-Kranken blieben die Cu-, Al-, Ag-Anzeigen meist neutral. Dazu zeigten die anderen Befunde aus der Reihe der restlichen 45 Elemente im bunten Wechsel stets verdichtete Elemente an.

Damit war ein Maßstab gewonnen.

Wenn die Befunde Cu, Al, Ag verdünnt anzeigen und alle anderen Elemente neutral bleiben, liegt der Normalfall vor; der Untersuchte darf wahrscheinlich als gesund gelten.

In allen anderen Fällen liegen Störungen des Normalen vor.

Nehmen wir an, die Untersuchung zeigt verdichtetes Eisen, z. B. über der Milz, was nicht normal ist. Das kann vielerlei bedeuten, z. B.:

1. das verdichtete Eisen befindet sich z. Zt. in den Geweben oder Säften über der Milz.

2. Das verdichtete Eisen liegt in der Milz.

3. Ansammlungen von verdichtetem Eisen haben in der Milz so zugenommen, daß ihr Reiz die Abschirmung durchdringt; sie konnten bisher nur nicht wahrgenommen werden.

4. Die Milz stößt verdichtetes Eisen in die Säfte ab, wodurch es erst erkennbar wurde.

5. Die Milz ist mit dem verdichteten Eisen zwar belastet, aber noch nicht klinisch wahrnehmbar geschädigt.

6. Die Milz ist von den Ablagerungen klinisch wahrnehmbar angegriffen.

Aus dieser Übersicht kann man ersehen, wie diese Diagnose von der klinischen abweichen kann. Im Punkt 6 treffen sich beide, aber auch nur da.

Die Methode zeigt die Erkrankung, sie zeigt sie schon in ihrem Beginn, ja schon die Disposition dazu, vorausgesetzt, daß verdichtete Elemente Ursache oder Mitursache der Krankheit sind.

Diese Methode kann zwar weder feststellen, ob eine Beschädigung des Organs bereits begonnen, noch, wie weit sie fortgeschritten ist. Sie gibt aber da chen für die Vorbeugung und eine Grundlage für die Behandlung.

Wenn bei Milzstörungen immer wieder gleichzeitig verdichtetes Eisen u. a. festgestellt wurde und die Störung immer wieder verschwand, wenn das verdichtete Eisen ausschied, dann darf man annehmen, daß dieses Eisen Ursache oder Mitursache der Milzstörung ist.

Und wenn dem so ist, dann darf man weiter annehmen, daß verdichtetes Eisen, das der Befund anzeigt, die Vorstufe einer Milzerkrankung ist, auch wenn der klinische Befund diese nicht feststellen kann.

Diese Vorstufen haben meist ihre Symptome, an denen sie zu erkennen sind, und sie beheben bedeutet der organischen Erkrankung vorbeugen. Die Tragweite dieses Hinweises mag das Kapitel „Krebs“ deutlich machen.

Der normale Mineralstoffwechsel

Wir führten den folgenden Versuch mit einer Versuchsperson durch. Sie war gesund im Sinne unseres Maßstabes.

Während 6 Monaten nahm sie nur Nahrung auf, die der Faustregel nach Berg-Vogel entsprach.

Das ist eine Nahrung, in der Obst und Gemüse $^5/_6$ des Frischgewichtes von der ganzen Nahrung ausmachen; dazu kommt täglich $^1/_2$ l Milch.

Wir beobachteten die Auswirkung dieser Nahrung auf den Mineralstoffwechsel und auf Krankheitserscheinungen.

Zur Vereinfachung der Darstellung wird im folgenden nur von Eisen gesprochen; die Prüfung erstreckte sich über alle 48 Elemente, und was im folgenden von Eisen gesagt wird, gilt für alle Elemente (außer Cu, Al, Ag).

Während des Versuches stellten wir im Gemüse und über dem Obst der Nahrung Eisen nur in Verdünnung fest, entsprechend den Tabellen dieser Schrift. In der Milch, im Körper und über wiederholten Blutproben fand sich Eisen nur neutral, nie verdünnt und nie verdichtet. In den Exkrementen zeigte der Befund verdichtetes, gelegentlich neutrales Eisen. Der Befund an der Versuchsperson entsprach volle 6 Monate hindurch unserem Maßstab, d. h. Al, Cu und Ag waren verdünnt, alle anderen Elemente waren neutral. Die Versuchsperson war und blieb gesund.

Aus diesem Versuch können einige wichtige Schlüsse gezogen werden.

1. Die Gemüse, nach unseren Tabellen ausgesucht und kombiniert, dürften alle lebenswichtigen chemischen Elemente enthalten, denn in einer Spanne von immerhin 6 Monaten waren keine Anzeichen von mangelnden Mineralien zu beobachten.

2. Das verdünnte Eisen der Nahrung wird im Verlauf der chemischen Reaktionen im Körper verdichtet. Das muß man annehmen, da während der Versuchsdauer nie verdichtetes Eisen, sondern nur verdünntes zugeführt wurde, in den Exkrementen aber nur verdichtetes, gelegentlich neutrales enthalten war.

3. Da dem Blut ständig verdünntes Eisen zugeführt wurde, es aber neutral blieb, so folgt,

a) daß eine gewisse Menge von verdichtetem Eisen ständig darin anwesend war und

b) daß eine darüber hinausgehende Menge ständig ausgeschieden wurde.

Die Darstellung dieses Versuches steht hier als Beispiel für eine Reihe analoger. Sie dürfte einen Grundsatz des normalen Durchgangs der Mineralien durch unseren Körper zeigen.

Der Mineralstoffwechsel beim Kranken

Gestört ist der Mineralstoffwechsel, wenn z. B. verdichtetes Eisen über dem Körper gefunden wird.

Das kann zwei Gründe haben.

Dem Körper ist zu wenig verdünntes Eisen zugeführt oder es ist zu wenig verdichtetes ausgeschieden worden. Um das Gleichgewicht herzustellen, muß verdünntes zugeführt und/oder verdichtetes ausgeschieden werden.

Wenn man wissen will, wie das eine oder andere wirkt, muß man beide Wege prüfen.

Zunächst sei beispielsweise die Methode der Zufuhr von verdünntem Eisen untersucht.

Wir machten an Patienten, die verdichtetes Eisen zeigten und die nur mit Verdünnung von Eisen behandelt wurden, die folgenden typischen Beobachtungen:

1. Nach einer Gabe verdünnten Eisens wurde der Befund in kurzer Zeit (etwa 10 Minuten) neutral.

2. Nach einiger Zeit (Stunden) zeigte der Befund wieder eine Verdichtung an.

3. Durch wiederholte Gaben verdünnten Eisens (halbstündlich, stündlich, täglich) konnte der Befund immer wieder neutralisiert werden.

Bis dahin waren die Beobachtungen bei allen Patienten gleichartig.

In den folgenden Fällen wichen die Beobachtungen bei verschiedenen Patienten voneinander ab.

4. Während Tagen oder Wochen wurden die Gaben wie zu Punkt 3 gegeben. Das Krankheitsbild verschwand gänzlich und kehrte nicht wieder, oder

5. das Krankheitsbild verschwand, kehrte aber nach Tagen, Wochen oder Monaten wieder, und der Befund zeigte wieder Verdichtungen; dabei mußten die Gaben in immer kürzeren Abständen gegeben werden. Sie wurden zuletzt wirkungslos, und das Krankheitsbild blieb ständig.

Wenn man sich vor Augen hält, daß die verdichteten Anzeigen von einem Überschuß von Verdichtungen herrühren und daß die Verdünnungen sich im Verlauf des Stoffwechsels verdichten, dann sind alle 6 Beobachtungen erklärlich.

Zu 1:

Die Gabe verdünnten Eisens stellt rasch ein Gleichgewicht der verdünnten und verdichteten Elemente im Körper und damit eine neutrale Anzeige des Befundes her.

Zu 2:

Im Verlauf des Stoffwechsels wird die Gabe selbst verdichtet, ihre neutralisierende Wirkung geht verloren, und der Befund zeigt wieder Verdichtungen.

Zu 3:

Die Gaben werden so kurzfristig wiederholt, daß die vorangehende ihre Wirkung noch nicht verloren hat; so wird ein neutraler Dauerzustand erzielt.

Zu 4:

Während dieses neutralen Dauerzustands konnten Schlacken ausscheiden, und damit konnte das ihnen entsprechende Krankheitsbild verschwinden.

Zu 5:

Die Quelle der Verschlackung, z. B. säureüberschüssige Nahrung, wurde nicht verstopft, und sie wurde so stark, daß die Gaben sie nicht mehr neutralisieren konnten.

Aus diesen Beobachtungen und Erklärungen folgt: Gaben von Verdünnungen gibt man zweckmäßigerweise in Serien, z. B. stündlich oder halbtäglich. Alle Gaben können ihre Wirkung nur behalten, wenn die Nahrung der Faustregel wenigstens angenähert wird.

Was hier vom Eisen gesagt wird, gilt für alle Elemente; es steht hier nur zur Vereinfachung der Darstellung.

Es ist unerheblich, ob die Gabe von verdünntem Eisen in Wasser, Alkohol, Traubenzucker, ob es in pflanzlichen oder in tierischen Teilen enthalten ist; entscheidend ist nur, daß es verdünnt, assimilierbar ist.

Danach prüften wir den zweiten Weg zur Herstellung des normalen Befundes: den des Ausscheidens negativer Mineralstoffe, z. B. des Eisens.

Mittel dazu, die wir prüften, sind die Nahrung nach der Faustregel, Mineralstoffbäder und Auszüge aus Pflanzen. Auf die Methode des Ausscheidens und auf diese verschiedenen Mittel dazu wurde in besonderen Kapiteln eingegangen.

Weitere Werke der Naturheilkunde

Die neue Heilwissenschaft

von Louise Kuhne, 336 Seiten. Es mag eigenartig erscheinen, daß Kuhne von einer arznei- und operationslosen Heilkunst spricht. Gerade diese bedeutet aber einen besonderen Vorzug seiner Methode. Auf sinnvolle Weise wird das Heilbestreben des Körpers unterstützt und durch verschiedenartige Kaltwasseranwendungen eine natürliche Entschlackung des Körpers erreicht.

Neue Erkenntnisse in der Naturheilbehandlung aus 50jähriger Praxis

von Dr. Alexander Rosendorff, 160 Seiten. Wertvolle Richtlinien, wie Krankheitszustände auf naturgemäße, einfache Weise beseitigt werden können, zeigt hier ein berufener Naturheilarzt. Er gibt grundlegende Lehren über eine Lebensweise, die es ermöglicht, ein hohes Alter bei guter Gesundheit und geistiger Frische zu erreichen.

Geistige Vertiefung und religiöse Verwirklichung durch Fasten und meditative Abgeschiedenheit

von Dr. Otto Buchinger, 88 Seiten. Der bekannte Fastenarzt zeigt hier die tiefe Auswirkung des Fastens nicht nur auf den Leib, sondern auch auf Seele und Geist des Menschen. Jedem nach geistiger Vertiefung und Entfaltung Strebenden ist diese Schrift wärmstens zu empfehlen.

Heilen mit der Weisheit der Natur

von Josef Diener, 232 Seiten. Es gab immer einen Arzt von großem Format, schon zu einer Zeit, als es noch keine Universitäten gab. Ihre Universität war die Natur selbst, und sie heilten mit der Weisheit der Natur. Sie ist zeitlos gültig. Sie birgt die Quellen des Helfens und Heilens in sich selbst. In dem Heilpraktiker J. Diener begegnen wir einem solchen Mann, dem die Natur die Gnade des großen Arztes verliehen hat. Die Heilungsberichte in diesem Buch, zu denen schwerste Krebsfälle zählen, bestätigen dies in geradezu überwältigendem Maß. Von der Schulmedizin Ungeheilte, Aufgegebene, Alleingelassene fanden bei ihm noch Hilfe. Mit seinem Rezepturteil ein Buch von unschätzbarem Wert, insbesondere für den Heilkundigen aber auch für den Laien.

Erprobte Heilpflanzen

von Adolf Raff, 312 Seiten. Hervorragend für den praktischen Hausgebrauch. Die Krankheiten sind in alphabetischer Reihenfolge angeführt mit den dazugehörigen (1500) Rezepten. Dazu eine kurze Anweisung für Bäder und Packungen sowie ein Register der Kräuter und Pflanzen mit hohem Heilwert.

Der kranke Mensch zwischen Chemie und Natur

von Georg Wegener, 128 Seiten. Ein umfangreiches Kapitel seines Buches hat der Autor — Medizin-Journalist und Arzt für Naturheilkunde i. R., außerdem bis Kriegsanfang wissenschaftlicher Leiter der Heilpflanzen-, Lehr- und Forschungskulturen bei München — den Heilkräutern gewidmet, deren arzneiliche Wirkung von ihm selbst erforscht und erprobt wurde. Da die Natur neben den Heilkräutern aber auch noch vieles andere für die Erhaltung und Wiedergewinnung der Gesundheit anbietet, berichtet der Verfasser auch über die biochemische Heilmethode, das Meerwasser und seine gesundheitliche Bedeutung, die Notwendigkeit richtigen Atmens, die erfolgreiche Anwendung galvanischer Feinströme bei chronischen Erkrankungen, wässerige Elektrolyte in der Ganzheitsbehandlung u. a.

Aktive Gesundheitspflege

von Dr. med. Walter Wolfrum, 176 Seiten. Der Grundstein für die meisten Krankheiten wird durch falsche Lebensweise, vor allem durch falsche Eßgewohnheiten gelegt. Es genügt nicht, auf die Zusammenstellung der Nahrung zu achten. Mindestens ebenso wichtig ist, die Voraussetzungen für eine ordnungsgemäße Verwertung der zugeführten Speisen in unserem Verdauungstrakt zu schaffen. Der Verfasser schildert in leicht faßlicher Form die fundamentalen Erkenntnisse Dr. Franz Xaver Mayrs, die uns mit der erschreckenden Tatsache konfrontieren, daß es völlig verdauungsgesunde Menschen kaum mehr gibt. Das vorliegende Buch vermittelt das geistige Rüstzeug für eine Mayr-Fastenkur, ob sie nun stationär oder ambulant durchgeführt wird.

Bewährte homöopathische Rezepte

von Dr. med. Emil Rehm, 136 Seiten. Für Ärzte und Heilpraktiker. Aber auch der Laie kann aus dem Rezeptbuch großen Nutzen für sich und seine Familie ziehen, wenn er es als „erste Hilfe mit Homöopathie" benützt.

Der atmende Mensch

von Alice Schaarschuch, 112 Seiten. Lösungs- und Atemtherapie in Ruhe und Bewegung, Gesundheit und Erkrankung, im Handeln und im Meditieren. „Es würde alles besser gehen, wenn die Leute besser atmeten. Das heißt, wenn sie wieder ‚zu Atem kämen', und das heißt wiederum: wenn der Mensch zu Ruhe und innerer Ordnung fände, angstlos aus seiner eigenen Mitte, aus seinem eigentlichen, wahrhaftigen Wesen wieder zu leben lernte." (Alice Schaarschuch) Die von der langjährigen erfahrenen Krankengymnastin entwickelte Lösungs- und Atemtherapie gehört zum Besten, was auf dem Gebiet der Atemliteratur bekanntgeworden ist.

TURM VERLAG 712 BIETIGHEIM/WÜRTT